运气传习录

第一辑

邓杨春 著

中国中医药出版社

· 北 京 ·

图书在版编目（CIP）数据

运气传习录 . 第一辑 / 邓杨春著 . —北京：中国
中医药出版社，2019.9
ISBN 978 – 7 – 5132 – 5656 – 8

Ⅰ . ①运… Ⅱ . ①邓… Ⅲ . ①中医学—普及读物
Ⅳ . ① R2-49

中国版本图书馆 CIP 数据核字（2019）第 158976 号

中国中医药出版社出版

北京经济技术开发区科创十三街 31 号院二区 8 号楼
邮政编码　100176
传真　010-64405750
河北省武强县画业有限责任公司印刷
各地新华书店经销

开本 880×1230　1/32　印张 7.5　字数 156 千字
2019 年 9 月第 1 版　2019 年 9 月第 1 次印刷
书号　ISBN 978 – 7 – 5132 – 5656 – 8

定价　49.00 元
网址　www.cptcm.com

社 长 热 线　010-64405720
购 书 热 线　010-89535836
维 权 打 假　010-64405753

微信服务号　zgzyycbs
微商城网址　https://kdt.im/LIdUGr
官方微博　http://e.weibo.com/cptcm
天猫旗舰店网址　https://zgzyycbs.tmall.com

如有印装质量问题请与本社出版部联系（010-64405510）
版权专有　侵权必究

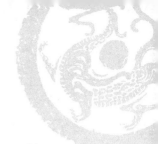

温　序

　　老子云:"道生一,一生二,二生三,三生万物。万物负阴而抱阳,冲气以为和"(《道德经》第四十二章)。天下之道,莫大于天、地、人之和:苍天在上,以光世界;黄土在下,以育万物;人居天地之间,感天地之灵,得天地之气,顺天地之势,用天地之利而生生不息。岐黄论医,宗天地之道,倡天人相应,发端医术,造福人寰,百用百应,万用万灵,此即为运气也!就医典而论,运气之学,主干贯穿于《黄帝内经》之中,又特立七篇大论详尽述之,其义深邃,其响久远,为后世所传颂、临摹、参详、效法,且时有发挥、出新者,为国运之恒昌、国医之光大、黎民之康健造福多多、贡献大大。有说"习医不学五运六气者,难成其器;为医不精五运六气者,难成其名;传医不谙五运六气者,难成其脉",此说虽不能概医道之全,亦足见运气学说之轻重矣!

　　邓君杨春,就学于国医名校,随师于国学名家,聪颖贤达,博学善思,研求古训,勤勉实践:书海中漫游,能捕捉个中精华;医路中探索,能觅出案里奥秘，为学子中之善学者、青年中之早成者。其笔耕不辍，数年中已有多篇高论见诸报刊，几部专著付梓面世，成为同辈中之佼佼者。论其有感之深者，当属运气一说，于是乎，就有了这部《运气传习录第一辑》之大著。观其书，思路清，观点新，言语锐，启迪多，虽有一些论述尚待斟酌，终不失为近年同类著作中之有见地者，真乃"后生可畏"也！

受作者求序之邀，实在两难之中：为之，则自学不精，乱弹一通，恐误后学；拒之，则情谊难违，被疑作大，弄拙成笑。诚惶诚恐之中，草成数言，以为学之感悟、情之抒发、书之祝贺，并充以为序。

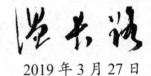

2019 年 3 月 27 日

闫 序

岐黄所传乃大道也。运，移徙也。气，云气也。五运六气言天地往复之音律也。人处其中，莫不有应，如鼓与响焉。

同事同道学有所成，付之梓版，索序于我，自揣鄙陋，推之再三而不得。已属不及，聊以和之，难得天玄。期识者启余，达者济吾，能者赐愚棒喝，方不负天和。志之以为序。

2019 年 7 月 20 日

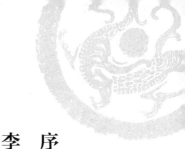

李 序

　　五运六气是中国古代研究气候变化及其与人体健康和疾病关系的学说，亦称之为运气学说。自古以来，中医业界就有一句话：不通五运六气，遍读方书何济？在一定程度上说明了五运六气的重要性。

　　运气学说是中医学理论的重要组成部分，以阴阳五行学说为基础，运用天干地支等符号作为演绎工具，来推论气候变化规律及其对人体健康和疾病的影响，涉及天文、地理、历法、医学等各方面的知识及其综合应用，体现了中医学因时、因地、因人制宜的特点。不可否认，五运六气学说对于中医理论的形成与发展有着比较重要的意义。但是，由于各种原因，曾经有一度，五运六气的研究出现了停滞，值得庆幸的是，近年来，随着传统文化的回归，五运六气研究得以复兴，人才队伍不断增多，关注人群不断扩大，也不断出现了新的理论和应用成果。

　　运气学说构建在中国系统思维模式的基础上，其中充满了先哲的智慧和中国古代哲学思想的精髓。在现存中医书籍中，关于运气学说的最先论述主要见于《素问》七篇"大论"中，从唐代王冰著《玄珠密语》之后，历代医家对《素问》"大论"均有所发挥，近代许多学者对运气学说进行了比较系统的整理和深入研究，形成了较为完整的理论体系。尽管如此，运气学说毕竟是一门传统的技术和学问，很多人依然觉得这是玄而又玄的理论，因晦涩难懂而对其加以否定；但是，根据运气学说能够推演出气候或疾病的发生发展趋势，并指导中医临床立法和方药，又让人觉得十分神奇。

由于工作关系，这几年与杨春交往较多，他是一位年轻的中医学者，专业功底坚实，为人谦逊勤奋，更难能可贵的是他一直笔耕不辍，著作颇丰。《运气传习录第一辑》是杨春的一部新作，本书以文化为切入点，探讨了运气学说的中医学属性、基本原理、思维特点和应用实例，其中更多的是作者的理解和心得。相较于其他运气学说专著，本书显得较为通俗易懂，可读性强，相信对于广大中医药工作者和爱好者来说，一定会很有裨益！在本书付梓之际，本人有幸先睹为快，深受启发。杨春要我为之作序，对于他的这种孜孜不倦的精神，本人深感钦佩，故不揣浅陋，谨此数语而为序！

李灿东

2019 年 7 月 25 日

前　言

　　本书是根据笔者网络文章和学习笔记汇编而成，主要探讨五运六气的基础知识和临床应用，兼谈一些中医学习心得体会。五运六气是中医的精华所在，虽然晦涩难懂，但是历代大医，推崇此学说者，十有八九。正所谓智者察同，愚者察异，诸贤共赞运气学说，岂是巧合？况且，运气学说不仅应用于医学，对于国计民生也大有用处，当今适值传统文化复兴之际，特将自己微末心得献出，以飨读者。

　　在学习五运六气之时，要注意，运气学说是讲的天地人这个巨系统的周期性规律，是针对广袤时空的统计规律，尤其是在论述某年份出现的疾病、气候、灾害等现象时，是指的整体系统出现这种现象的概率相对较大，不是说一定会出现，更不可认为每个局部都会出现。否则，就落入了以偏概全的陷阱，非但无法领悟运气精髓，反倒执泥成害。在做具体预测时，要防止迷信运气学说和摒弃运气学说两个极端，只有辩证地继承运气学说，再结合现代科技，才能在学术上做出进一步的突破，更好地认识和改造世界，为人类造福。

邓杨春
2019 年 1 月 1 日

目　录

引　言

医之途，不难于用药，难于辨证；亦不难于辨证，难于识阴阳，阴阳之道，天地之道也。昔者太史公曰：易以道阴阳。阴阳之道，易道也。易有不易之戒，有变易之难，有简易之德。五运六气，乃医道之易也，知五运六气则知道之变与不变，知变则能阴阳往复，知夏日之疾不同于冬日之疾，石膏大黄之用不杂与附子肉桂之方。知不变则知易道有常，故日月常新而如故。有德者守其常而知其变，守其常则知养生之简易，知其变则知疾之辨非易。故君子终日乾乾，有终日之忧，以消一旦之患，所以成其真全。

然，易道广大悉备，孔子有五十学易之叹，以其难能也。姑退而求其次，深究五运六气之道，虽未能尽观天地之化，亦可以保身参玄，兀兀有所得。春虽愚钝，自幼好岐黄之术，求之经典，验之临床，恰有所得，不忖固陋，笔之于书，虽有所得，挂一而漏万，望有道就而正之。

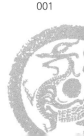

微信搜一搜

Q 庆余阁

庆余阁

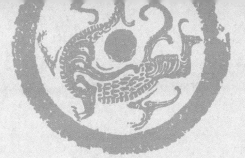

第一章

中医的特色

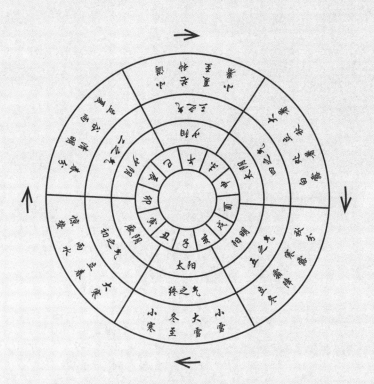

一、学中医要学什么

中国的文字，按照现代语言学的思维，那就叫作象形文字，这个跟西方的文字语言是有很大的差别的，为什么？因为中西方文化的差别，其实说白了就是思维的差别，但是思维其实不仅仅是像人总结的那样：西方讲究逻辑思维，中国则不那么讲究逻辑思维。

中西方文化的差别不仅仅是这个逻辑的差别，其实中国也是有逻辑思维的，但是这些逻辑思维之所以没有成为中国大传统中的主要内容，跟中华文化的另外一个事实有关，那就是我们的语言文字。

人的思维主要表现为各种意识活动，而语言其实是思维的外化，有什么样的思维就会有什么样的语言，语言经过一系列的固化后，就会形成固有的文字。

语言与文字有差别，文字是用来记录事件的符号，而语言则是灵活的一种共同规范，语言有的时候可以和文字相互之间没有关系，比如现代的白话、客家话、闽南语等，这种以口口相传为特点的语言，其实就是一种思维，但是这种思维具有地域性，所以在《尔雅》之中，很大一部分内容就是在"存同异"，关东叫作什么，关西叫作什么，这些都是差别。

正是因为语言是多样化的，所以中国一直主张一个和气，和而不同，而不是同而不和，这是我们文化的重中之重，学中医一定要明白这点，因为中医是现代生活中存在的

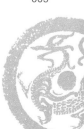

文化活化石，这一点也是中华民族文化能够延续的关键点，也是几千年来中华文化能够生生不息的一个重要因素。没有这种主心骨，就不可能化外邦文化为己用，不可能有真正的创新。但是，我们并不一定就没有自己的主张，我们还有自己的东西，那就是我们的思维，我们的思想，或者具体一点就是我们的文字。

按照张之洞的观点，我们的思维、我们的文字其实就是我们的体，至于其他的，比如科技，比如互联网等都是用，只有体不变，才能用，不然就会丧失自己的基因，变成一个没有主干的泥菩萨。

二、文化的决定作用

对于中医的发展，也许大家觉得现代面临了前所未有的困境，其实并非如此，比如早在魏晋南北朝时期，也面临过现代的这种境遇，比如在明清时期也面临过如此的境遇，但是这两个时期都经过内在的转化，实现了突围，形成了很多伟大的成果。

魏晋南北朝并没有因为有外界文化的入侵而丧失自己，特别是在唐代之后，中国的知识分子纷纷开始觉醒，开始讨论华夷之辨，开始恢复所谓的道统，其中一个关键的讨论就是华夷之辨，佛教作为外来的文化开始为什么跟中国的国情不符合，为什么一边讨论、一边改造才有了禅宗的兴起，其中一个关键的因素就是文化，一种中国人特有的文化，一种从周朝确立的农业文明为基本生活方式的文化。

而中国的汉文化，说白了是基于农业文明，主要取决于中国文化的另一个要素，那就是地理要素，中国的地理因素决定了中国人的思维方式，决定了中国人的生活方式。在考察文化的深层次原因时，我们会发现，中国人与其他民族的根本区别在于中国人所处的地理环境决定了中国的特殊气候环境，决定了中国人的体质，再由体质决定了人的思维。

三、体质如何决定思维

一个人，往往是“屁股决定大脑”，这个是不以人的意志为转移的，比如同样是坐公交车，上了车的人巴不得公交车赶快启动，而在车下的群众则巴不得慢点开，等自己上车再开。

同样，一个肺不好的人，经常性地悲观，同样的事情在他看来都会有几分悲观色彩，当这种因素只是在一个人身上时，就会形成一种性格。如果这种特色在一个群体身上出现时，就会形成一种文化。比如，汉民族因为体质的因素形成了一种非常稳定的思维，从来很少侵略性，但是每当外族入侵又会奋不顾身地反击。再如，黄种人对艾滋病非常敏感，所以中国人一听到艾滋病则如闻瘟疫，但是对于非洲黑人来说，由于艾滋病患病率更高，民众对其也没有那么惧怕，这样就会产生两种对艾滋病的不同观点，这样的观点就会决定大家的世界观。

中国人的特质，其实按照五行的角度，就是地理因素决定的。中国历史上一直有南北之分，南方人和北方人在体质、思想上有很大的差别。比如，南方人比较矮小，但是并不是说南方人就弱，南方人因为这些因素就会偏向于个人主义，所以南方一贯重视商业，而北方人则不一样，人高马大，跟南方人注重个人自由相反，反而喜欢群体生活，于是造成了北方重官。

对于中国全体人民来说，由于地势的东南低，西北高，于是就有了东方实西方虚，所以中国人的体质普遍都是肺气容易虚，而肝气容易实，这种因素导致了中国人不喜欢杀，因为金主肃杀之气，木为宽仁之气。而北方彪悍的俄罗斯民族，他们则普遍有金木之间的平衡，没有明显的金木偏向。

中国的地理决定了中国中医的基础理论，也就是五运六气的基础理论，而这些将使我们用中医理论分析问题变得更加简单。

四、思维外化为语言，语言凝结成文字

思维由很多因素决定，但是地理因素是最重要的，因为《周易》说天地人，其实对于全世界来说，天都是一样的，不同的只是地和人，所以不同的地理局势变成了影响人的最重要因素，而这一切的一切都外化为语言文字。

语言经过几千年的凝结，其实就变成了思维的化石，这种化石在不断的进化中凝结，但是有一个核心是不会改变的。比如印欧语系的语言架构跟东方的汉藏语系是完全不同的，这两者之间有着非常大的差别，这两种差别导致了他们认识世界的方式是完全不一样的。

譬如，中国人讲一个人出生，不会有被动语态，"小宝贝出生了"，但是在印欧语系，比如英语中则是"baby was born"，中国的语言习惯中没有所谓的被动，但是西方语言则有主动与被动的差别。一种是偏向于自然，没有谁是谁的主宰，一种则偏向于不管你是谁，都有一个人是你的主宰，如此引申出两种完全不同的人生。

所以，语言就是思维的外显，而中国的语言就是象形文字，这就是中医思维的一个原始原创性。要说中西方思维的差异，不在科学不科学，而在于语言，这就是为什么我们的学界一直在争论的根本原因。

所以，如果要学好中医，必定要学好中医的原创思维，也就是象思维，而象思维其实就是中国的汉字，或者稍微具体化一点，就是中国学问分两途之中的"汉学"。

五、天干的思维属性

1. 天干具备象数双重性

天干地支是中国古代文化的一个缩影，是劳动人民的智慧结晶，也是我们最常使用的文字、数字，经常出现在我们生活之中。

开始的文字是表象的，十天干首先是十个文字，文字是用来表象的，因为汉字是象形文字，所以十天干最开始并不是用来表达五行，也不是用来表达数字，而是用来表达象与意。比如甲，表示植物刚刚从地底下冒出来，子叶还没有退化。而乙则是表示植物从地底下长出来了，弯弯曲曲的。丙表达的是一个小土堆，像一个凳子，丁则直接表示一个钉子钉在木板上。

这些文字在甲骨文中的意思都是最基本的象形，先秦的时候天干还经常被用来取名，比如太甲、祖乙、太丁，这些都是君王的名字，史书明文记载。到了周朝则有所改变，文字从甲骨文变成了金文，《尚书》记载，"时甲子昧爽，王朝至于商郊牧野"，就是说甲子日这天，武王到了牧野这个地方，此时的天干开始表达的是计数效果了。天干地支记载日子的功效才开始使用，到了春秋末期孔子有一本书叫作《春秋》，专门用天干地支来纪日，此时的年月还没有用天干地支计时。

到了战国时期，诸子百家蜂起，其中在齐国和楚国出现了学术繁荣，齐国的稷下学派产生了一个阴阳家，专门以阴阳五行解释万事万物，当时的邹衍是阴阳家的代表，影响力非常大，走到每个国度都是君王郊迎，就有点像现在的最高领导人到火车站去接他，在他以及弟子的努力下，阴阳家的影响力越来越大。特别是邹衍所处的齐鲁大地，是儒家学派的大本营，到了汉武帝独尊儒术之后，儒学的影响大为光大，阴阳家与儒家之间产生了大融合，此时董仲舒又提出了"天人合一"的观念，所以阴阳五行就变成了儒家的特色了。此时的天干地支才慢慢开始有了自己的五行属性。

2. 天干的逻辑属性

如果大家翻开那本古雅的《汉书》，就会发现天干地支、阴阳五行既可以解释天体运动，也可以解释吉凶祸福，阴阳五行的运用被发挥到了极致，这也是汉文化的核心内容，这种文化一直影响中华民族的思维，一直被模仿，从未被超越。其中也有其独特的优势，天干地支作为文字，是表意、表象的，作为纪日法，是用来表数的，通过阴阳五行的相互作用，来表达时间的规律，则是表理的。所以天干地支所能表的是象、数、理，这种特性跟《周易》所要表达的是基本一致的，天干地支天然就是《周易》的缩影，天干地支也是理解《周易》的敲门砖，因为《周易》所要表达的也无非象数理。

在阴阳五行的框架下，世界是可以完全被解释的，因为这个世界无非是象数理三个东西的不同表现而已，人类认识世界的方法不外乎这三者。中国学术到了汉代就有了大一统的趋势，而天干地支则是理解中国文化的一个途径，要学好五运六气，学好中华文化，天干地支是一个很好的途径，也是一个必不可少的环节。

昨天有人问，五运六气可不可以定体质？我想肯定是可以的。首先要明白体质是什么？什么是体，什么是质，体质是怎么形成的，等等。

天干到了汉代基本上就具备了现在所有的意思，也就是以五行作为内在框架的体系。汉代还有一个大的思潮，那就是关于性命。虽然孔子罕言性、命与道，但是汉代的儒者对于天道、性命的研究还是比较深入。

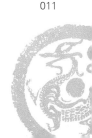

3. 中国人的惯性思维——数命

何谓命？何谓性？何谓道？

天命之谓性，率性之谓道。

这就是儒家，或者那个时代的共识，天所赋予人的就是命，人所受的就是性，按照人之性走出来的就是道。

比如乾道成男，坤道成女，男与女之间的差别就是天命，而在天命的作用下，就有了男女之别。因为性命之别，就会有道之别。男性雄性激素分泌多，女性则雌性激素分泌多，如果不这样，则是不道，就不是"率性"了。

有了性命，这个总的纲领，才有下面的体质。

因为体质是有形的，是一步一步积累下来的。寒湿体质的人不是生下来就如此，湿热体质的人也不是生下来就如此，而是在诸多环境因素左右下产生的。

比如，东北天寒地冻，人民为了适应这种环境，就会普遍地储存脂肪，体积与表面积之比就会较大，这样散热效果就差，可以保温。这种特性就是环境赋予的。

这是地域赋予个人的特性，是空间上的。

同样，时间也可以赋予人不同的特性，这些特性就组成了人的体质。

时间或者空间并不能单方面决定人的体质，但是可以形成一定的特色，这个就可以用时间来解释。

中国是非常重视时间观念的，如在春秋时期，历经两百多年，每一年都有四时记载，每一个大事件都有具体的年月日，非常精准。

同样，每一年之间又有差别，这就是时间赋予的差别，这个是西方世界不能企及的。西方的历史学到了 19 世纪才发达起来，才有精确地记载到日，这些观念还不如我们早，不如我们精确。

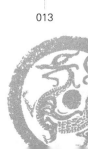

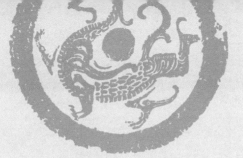

第二章

五运六气综述

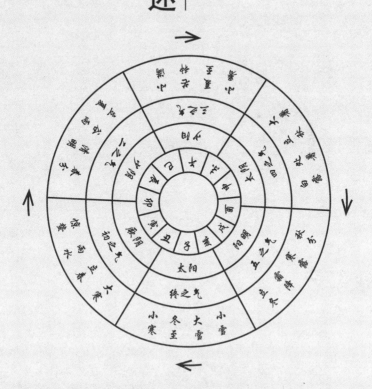

一、缘起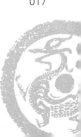

雅思贝尔斯说"哲学起源于惊奇",譬如人民看见了雷电,就会觉得很奇怪,比如西方就有科学家去捕捉雷电,但是很多人见识过雷电的危害后,就知道雷电会致命。比如,在中国,就以天打雷劈作为一种最严重的处罚,谁要是做了大逆不道的事情,就会被天打雷劈。

哲学,其实在中国古代就是所谓的"道",研究的不是一个小小的实物,但是同时又研究每一个实物。在众多学问的开端,都有一个问。比如《楚辞》中有一篇文章"天问"就很好地体现了远古文明对这个世界的困惑与心态。只不过,中国是一个善于总结的民族,是一个极其重视历史的民族,所以历史上不管有什么事情发生,我们都会总结凝练,最后形成理论,被"藏诸名山,传诸后世",而所有这些学问的渊源都是《周易》,《周易》的学问渊源又是上古圣人的"仰观俯察",得天地之象,世历三古,人更三圣。有了这些基础,才有整个中华文化的后续发展,甚至在殷商时期,人民崇拜的是天空中飞的玄鸟,也就是现代大家知道的燕子。其实,燕子之所以成为图腾,原因有很多,最重要的有两点:一是燕子是候鸟,可以指示节气变化;二是燕子是天空中飞翔的动物,具有一定的天文属性。

农业文明是靠天吃饭的,所以气候是所要关注的要点。五运六气就是这么一种学问,其包含了两个体系,一个是五运体系,另一个是六气体系,这两个体系都可以很好地解释很多问题,但是如果要非常精准地预测,就必须结合起来。

现代很少有人会关注天文，因为我们对气候的求知欲并没有以前那么强烈，而古人的经验又足以让我们正确地进行生产。但是，正是因为我们对天象的关注没有太在意，很多时候气候的预测就会出错，不能很好地提前预知。五运六气的运用也是如此，所以要更加精准地预测，对五运六气这门起源于天文学的学问就必须回到根源，从头学起。

不过，经过古人几千年的经验总结，天象内容基本被隐去了，留下的就是纯粹的数学问题，就是一个模型的推导过程，不过在实施预测的过程中，我们还是可以通过观测天象加以精准化。

二、五运六气的作用

大家可能见识过五运六气可以预测疾病的发生，也见识过五运六气治疗疾病效果非常好。事实上，五运六气这门理论，是整个农业社会的经验总结，也蕴含了中华民族古老哲学智慧的结晶。

马克思曾说"以往的哲学家都在解释世界，而问题在于改变世界"，一个真正的理论，一个正确的理论不但可以解释世界，还能预测世界，最关键的是改变世界，这才是理论的作用，是理论的力量。

五运六气就拥有三种能耐：一是预测，能够精准预测未来的气候，也能够预测未来的疾病；二是解释，比如现在为什么会有很多人出现皮肤病，会出现痔疮加重等问题；三是改变这个世界，当五运六气这种理论被群众掌握之后，人类就会得到力量，就能改变这个世界。

三、五运六气的人类观

在中国的哲学中，存在很多派别，不同的派别对于人类社会的形成都有自己的看法，其中有一个非常盛行的文化就是将人类看成"虫"，对，没错，闻一多就曾经考证，说"伏羲是一只虫，大禹也是一只虫"，其实这就是中国文化一直以来的观点，从虫崇拜到蛇崇拜只是第一步的升华，再从蛇崇拜到龙崇拜则是第二步的升华。

中国人对于世界的认识，一直的基础就是，物分动植，动物则得阳气，天气较重，植物则得地气，阴气较重，仅此而已。但是对于所有的动物，人类都把它们看成是虫子，于是就有了所谓的"五虫"，人就属于裸虫，五行属土，所以从这个观念上来说，李东垣脾胃论的基础就更加稳固了。

五虫的观念一旦确立，就可以指导我们进行很多预测及生产指导，比如每逢木年，因为木克土，对于人来说，都是非常不利的，容易出现一些问题，特别是生殖问题，这对于计划生育有一定的指导作用。虽然，对于个体来说，这种统计学的数据没有太大的直接意义，但是对于群体来说，就非常有意义了。

四、五运太过不及的推导过程

天以五行御五位，以生寒暑燥湿风，人以五脏化五气，以生忧思惊恐悲，其中的五运对应的关系非常之多，可以与五行相对应，也可以与五脏对应，也可以与五方对应，最重要的是对应五气，也就是生长化收藏。

生长化收藏是天气在整个自然界的最重要的表现，因为气有多少，所以也会有五运的太过不及，对应着生长化收藏的太过与不及，这个就成为了我们预测的核心。生长化收藏的太过不及在时间上则对应春夏秋冬的气温变化和春夏秋冬的时间长短。

所谓的太过不及，按照时间观念来推测，则是"不至而至，是为太过""至而不至，是为不及"，什么意思呢？比如今年立春了，但是还没有感觉春天的意思，所以这就是今年的春不及，也就是木不及，生发之气不及；所谓的太过，就好比有的时候还没有立春，但是感觉已经是春天了，风也不冷了，水也不刺骨了，这就是春天早来了，是为太过。太过，则会表现在春天的气候比较温暖，而万物生长比较快，特别是很多多年生的植物，就会比较早地抽芽，会迅速开花。如果是一年生植物，就会在当年的春天迅速长出苗。对应于人，则是肝木太过，生发之气太强，出现肝脾不和，会导致腹痛以及眼睛、肝等方面的问题，所以原则上会采取泄肝的治疗方法。

春天过后，生发之气之余，便是生长之气，也就是说生发之气其实是坐吃山空，比如去年积累的糖分，经过春天的抽芽等反应，就会消耗，当绿叶真正长出来之后，才会开始光合作用，补足了养料之后，才开始生长，才开始有体重增加，能够形成自己的东西。所以，一般来说，对于人而言，冬长肥，春开始减肥，而肝木旺之人，也就是肝胆疏泄作用强的人，是很难长肥的，同时长肥的人一般都是肝胆疏泄不旺的人，而生长之气很强的，所以中国古代对于木型人的定义就是比较瘦。肥胖的人，因为肝胆之气不及，所以很多都会患脂肪肝之类的疾病，表现在现实生活中就是厌恶油腻，或者经常性的头晕，也就是我们经常说的"诸风掉眩，皆属于肝"。

生发与生长之间有很大的关系，但是同时也存在区别，生发是比较缓慢的，是木性的，而生长则是火性的，是迅猛的。生发长的主要是叶子，是光合作用的工具，而生长之气则主要长的是枝干，是植物长大的必需品。根据一年的木太过不及，火的太过不及，就可以很好地推测这一年的农作物生长过程，而农作物的生长过程也可以作为指导中医药治病的物候。因此，学习五运六气最重要的不是公式，而是训练一种观测物候的能力，并将这种能力运用到治病的过程中。

生长之后，便是化，也就是土的功能，土太过，对应的就是湿热之气太过，湿热之气太过在长夏季节，就意味着动植物可以存储更多的糖分，所以这种条件下很多植物就可以非常好地收获了。比如，我们都知道拉菲红酒最好的是1982年的，为什么呢？因为1982年的葡萄获得了丰收，而且非常的好，究其原因，1982年是壬戌年，壬戌年是丁壬化木，主运是木太过—火不及—土太过—金不及—水太过，在葡萄生长的夏天，是火不及，所以葡萄的枝叶不会太茂盛，一般情况下枝叶不能太茂盛了，太茂盛则结果不多，而土太过刚好在葡萄成熟的季节，而且主运、客运都是土太过，所

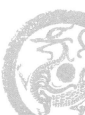

以那年的长夏季节，葡萄结果非常好。同理，我们可以预测一下下一批高端红酒会是什么年份的了。

不过，这里需要注意的一个问题，那就是所谓的长夏代表什么？代表湿热，也就是说有两个要素，一个是热，一个是湿，有这两个要素才是长夏，才是土太过，才会出现化气足。

长夏之后，便是秋，也就是金的太过与不及，金太过则肃杀之气太强，也就会出现立秋开始就秋意明显，收气强则会出现大地干燥，皮肤干燥，出现树叶落得早，而枫叶、银杏叶这种景观性的植物在金太过的年份会出现比较早的落叶。

冬季对应的是水太过与不及，水与土不一样，虽然都是湿邪，但是，水着重的是寒，长夏着重的是热，而夏天注重的是火，所以我们在区别概念时要有很强的分辨意识。

以上就是基本原理，主运按照"木火土金水"的顺序分为五步，万年不变。参照当年年天干的合化口诀，"甲己化土，乙庚化金，丙辛化水，丁壬化木，戊癸化火"，然后根据天干的阴阳属性，就可以确定中运的太过与不及。甲丙戊庚壬为阳干，乙丁己辛癸为阴干，阳干之年为太过，阴干之年为不及。通过年天干就能判断当年的中运（即年运，是当年运气的主要特点），比如2018年是戊戌年，戊癸化火，戊为阳干，所以2018年是中运为火太过的年份。

确定中运之后，就可以确定2018年的四季的特色了，因为中运火太过，也就是说2018年夏天会出现非常热的现象，同时因为火太过就会克制金，所以2018年的金属性的疾病会非常多，皮肤病将异常严重，在治疗疾病的时候，也要着重考虑因为中运的太过不及而导致生克失衡产生的五行不平衡。

主运第二步是火太过，则生火的木必然会不及，所以2018年主运第一步是木不及，而火所生的土则是不及，土不及，则土生的金会出现太过的问题，金太过则生出水不及。这就是五运预测过程中的最重要的原则：太少相生。一年四季按照太少相生的规则，就有了一年五行的大格局，这个大格局又会有其他的五行之间的不平衡。

因为五行之间不仅仅是相克，而是共有生克制化四种关系，所以还需要考虑众多其他的平衡。比如，还是以2018年为例，根据中运火太过可以推测当年的主运五步：木不及、火太过、土不及、金太过、水不及，在这五个五行中，火太过克金，金也太过，所以关系虽然紧张，但还是有一定的低挡能力的。但是，金太过，而木不及，这就有点力量悬殊了，所以2018年在治病的时候特别需要注意肝木，正是因为如此，2018年治病时加点补肾的药，疗效会非常好，因为补肾则有水滋肝涵木，可以克制心火，当然了这些都可以推导到其他的年份。

定了主运之后，就是定客运，客运是按照主运五步运的太过不及，然后以中运作为第一步客运，比如2018年的中运是火太过，所以客运的第一步运就是火太过，然后土不及，土不及之后便是金太过，然后水不及。但是水不及之后不是木太过，而是木不及，因为火太过之母必定是木不及。

注意，按照现代通行的版本，即客运以中运为岁首，然后按照太少相生推导，水不及之后应是木太过；但是，根据其后的研究，发现按照王冰的方法，以中运为岁首，客运其余四步运的太少与主运完全一致，仅仅次序不同，这样推测的准确性要相对较高。除了第六章中在列举 2016 年五运时采用了传统排序，以资对比，本文对客运的排序皆按王冰之法。

定了主客运，就可以基本确定一年四季的气候特点，可以确定一年四季的发病规律。当然，其中的运用与深入的配方，则需要根据五行之间的太过不及与多个五行之间的平衡来确定。

五、六气司天在泉的推导过程

五运六气，主要包括了两个系统，一个是五运系统，前面已经进行详细的介绍了，下面进入六气系统的介绍，其实六气系统比较简单，没有所谓的太过不及，但是也有一个司天在泉，司天在泉是六气中最为重要的。

因为六气之中主气永远是一样的，按照传统方式，不管什么年份都是厥阴风木开始，少阴君火，少阳相火，太阴湿土，阳明燥金，太阳寒水，依次排列。所以这个是常，没有太多变化，非常好掌握。当然，据我个人经验，觉得应该是厥阴风木，少阴君火，太阴湿土，少阳相火，阳明燥金，太阳寒水，这样排起来预测更准，且主客气的排列可以一致起来。除了第六章中对于 2015、2016 年的六气排序，采用传统方法以资对比之外，本文中主气都是按照厥阴风木、少阴君火、太阴湿土、少阳相火、阳明燥金、太阳寒水的顺序。

所以，在主气基本没有什么变化的情况下，就必须看客气了，而客气的确定则是由司天在泉决定的。《黄帝内经》里面有一个口诀"子午之岁，上见少阴；丑未之岁，上见太阴；寅申之岁，上见少阳；卯酉之岁，上见阳明；辰戌之岁，上见太阳；巳亥之岁，上见厥阴"，所谓的上见，其实就是司天。而司天之气在客气中就是三之气，在泉之气是六之气。比如2018年（戊戌年）的司天之气是太阳寒水，在泉之气就是太阴湿土。所以三之气是太阳寒水，太阳是三阳；所以往前便有一阳生二阳，二阳生三阳；往后则三阳生一阴，一阴生二阴，二阴生三阴。

所谓的一阳，就是少阳，所谓的二阳就是阳明，所谓的三阳就是太阳；所谓的一阴，就是厥阴，所谓的二阴就是少阴，所谓的三阴就是太阴。

其中，"太阳寒水司天，太阴湿土在泉"。司天为三之气，在泉为六之气，先用年地支定司天在泉之气，前后循序推理，就可定出一年的客气。司天在泉总是固定成对出现，太阳寒水配太阴湿土，少阳相火配厥阴风木，阳明燥金配少阴君火，其中一个司天，另一个必定在泉。

比如2018年的主气，和往年是一样的，都是厥阴风木，少阴君火，太阴湿土，少阳相火，阳明燥金，太阳寒水（按照笔者临证经验排序，与传统有所区别）；然后根据2018年（戊戌年）属于辰戌之岁（以年地支而定），所以太阳寒

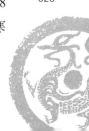

水司天，太阴湿土在泉。客气的三之气就是太阳寒水，往前推一之气就是一阳，是少阳相火，二之气就是阳明燥金，四之气就是厥阴风木，五之气就是少阴君火，六之气就是太阴湿土。

司天与在泉的区别就是，前半年司天主导，后半年在泉主导，所以2018年清明节之际居然出现了下雪的天气，同时也有冻裂干燥的现象，其实这就是太阳寒水发挥的作用，太阳寒水前面还有一个阳明燥金，金生水，水非常足，导致少阴君火这个主气出现了部分时候的缺席。当然了，在五运来看，第二步主运是火太过，客运是土不及，所以干燥异常，且火生土，土生金，金生水，所以寒水有机会肆虐。

其实其他的年份都可以以此类推，推出来之后，有了司天在泉、中运、主运、客运，主气、客气，就可以通过推导它们之间的关系，得出相对应的气候特色，推出那一年常见的疾病，并找出治疗疾病的出路。

六、五运六气的合化

五运六气是一个系统，同时也是两个系统，五运主导的是太阳及五星对人类社会的影响，而六气主导的则是太阳对人类的影响。所以有的时候，五运预测更加全面，而六气预测因为分得更细一些，也有一些优势。但是不管如何，五运六气必须结合起来，不然就会预测不准，如何结合呢？

通过阴阳五运，则可以把所有这些要素都结合起来，比如五运有属性，也就是金木水火土五行的属性，六气之中厥阴属木，少阴、少阳属火，太阴属土，阳明属金，太阳属水，五行是五运六气的共同特点，所以这个非常重要。

五运六气通过天干地支可以加临在一起，通过五行又可以合起来，其中就有一个生克制化的关系。

所谓的生，就是五行之间的顺序相生，比如木生火，火生土，土生金，金生水，如果土跟金在一起，很显然会削弱土性，增强金性，也就是说湿气的特色会少一点，而燥气的特色会加重。

所谓的克，就是一个五行可以制住另外一个五行，比如木克土，土克水，水克火，火克金，金克木，克的关系是所有五行中最大的关系，所以在运用五运和六气的时候，着重要考虑的就是克的关系，2018年火太过，必定克制金，所以属于金的肺与大肠就很容易出现问题。六气中也是，比如如果是厥阴风木，那么木克土，所以也容易出现脾胃不适。

所谓的制，其实就是五运六气的子复母仇，比如2108年的火太过，那么会出现火克金，这个时候金的子也就是水就会反过来制火，这样才能将主要矛盾化解，复也是《黄帝内经》大加描述的一种关系，在很多疾病的治疗过程中都能够运用。不过，现代的五运六气的书籍，基本没有系统讲解这个内容的，我们将在后期的文章中重点往这方面解读，毕竟这是一个可以较好解决"克"害关系的一种方法。

所谓的化，是一种化敌为友的关系，《黄帝内经》一直在强调"生生化化，品物咸章"，例如所谓的生是木生火，而所谓的化则是在水克火的中间用一个木，就可以泄水，生

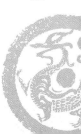

火，水的力量减轻了，而火的力量也得到了加强，所以这种关系就叫作化。

明白了生克制化之间的关系，再回过头来解读五运六气，那就是万变不离其宗了。

七、五运六气与疾病

明白了五运六气的核心是五行，而五行最重要的是生克制化与太过不及，那就可以很好地运用了。

首先要明白五行，也就是说我们必须了解人体的五行，其中最好分别的就是五脏，肝、胆属于木，心、小肠属于火，脾胃属于土，肺与大肠属于金，肾与膀胱属于水，然后根据第一个克的关系，确定是哪两个脏腑出现问题。

确定出现的问题后又要看其他的五行之间的关系，确定疾病的证型，然后再在中医药名方之中选择实用的方剂加以加减，这样就可保证相对准确，最起码开出的方不会走相反的方向。

例如，2018年是火太过，那么就容易出现火克金的现象，但是另一方面又有太阳寒水司天，也就是说寒与火相互交叉，这个时候最需要的是什么？当然还是协调它们之间的关系，水克火，所以可以通过肝木来协调。其中，五运中金克木又太过，所以2018年在治疗疾病的时候，适当地补肾非常必要。

这篇文章基本把五运六气的大概念都讲明白了，如果要细致入微地学习，还需要结合中国历来都比较重视的易学、中医经方及运气方等内容。

八、五运六气与地震等灾难的关系

2018 年恰值汶川地震十周年祭，所以我抽空写一些有意思的文章，特别是如何运用五运六气来预测灾难发生，毕竟五运六气存在的价值就是为人类提供不确定性决策做参考的。

其实，在写之前，我就不断地翻看了古代的一些典籍，尤其是看一下古代的典籍对于这个现象的解释，在翻看的过程中，虽然没有得到太多有用的信息，不过有一些规律性的东西出现了。

进入正题之前，我们还是来回顾一下上古人民对于灾难的认识吧。最早有关于灾难的记载，当属《尚书》了，但是尚书的记载只是记载，并没有一定的规律，所以更谈不上预测，到了孔老夫子的《春秋》才慢慢开始用时间与灾难相结合，所以在左丘明作《左氏春秋传》的时候，开始记载当时的一些知识分子对于灾难的解释，这些解释其实也是非常简单的，还没有形成一定的体系，还是为了解释而解释的情形。

进入汉代之后，由于人类的思想开始异常成熟，所以很多人寻找解释自然灾难的途径，其中最为成功的就是董仲舒，董仲舒是《春秋》公羊学的继承者，当时的《春秋》有三家非常有名，一是公羊学派，一是穀梁学派，一是左氏春秋学派，不同的派别有不同的主张，也有不同的阐释体系。董仲舒所代表的公羊学派因为占据了朝廷的主流地位，所以被大家广为接受。

董仲舒提出了人类史上一个最大的命题，那就是"天人感应"，现代所谓的天人合一其实就是在董仲舒的天人感应的基础上发展起来的，只是中医界的人比较少研究中国哲学史，所以很多人压根儿就不知道天人感应与天人合一之间的区别，它们的前后顺序是什么？天人感应的一个重要命题就是灾异学说，也就是大自然的灾难，不一定是天灾，而很多时候是人祸。

其实，董仲舒的这个学说，在现代也很流行，比如关于汶川地震最让人恼火的不是地震死了那么多人，而是很多豆腐渣工程导致的巨大伤亡。按照董仲舒的意见，这就是典型的某些人有所失德导致的。后来的司马迁在写《史记》的时候，其实很多观点都是来自于董仲舒，而且整个汉代的哲学发展都绕不开董仲舒。

在董仲舒的影响下，后世的哲学家在解释这些灾异现象时就有哲学基础，就有了合法性，所以很多学者解释灾异就异常灵活了，包括后来的刘向、京房等。

地震到底是怎么一回事？按照京房等的说法，就是下强而上弱，所以会出现山崩的现象，而根本原因就是金木水火殄土，所以导致了这个。并且在整个灾异事件过程中，可以看到阴雨的现象，所以解释时也说阳气郁闭，阴气不能下行，这个解释算是比较符合实际的，并没有太多的神秘主义在里面。回想 2008 年地震，其实明确有的一个现象就是地震之后又阴雨绵绵，当然这个在古人的观测中也出现了。

其实，这些预测，在汉代人的眼中已经非常神秘了，因为能够预测这些的人毕竟只是少数掌握了《周易》的人。汉代的《周易》，很明显的一个特色就是与四时五行相结合，按照现代西方的研究思路，那是阴阳家与周易家合流，如果稍微学过一点《周易》就会发现，这两者必须合流，只有这样才能预测准确。而到了唐代，这种依靠对气候的预测而预测灾异的学问才达到较准确的程度，才真正做到科学化、可操作化。

这个体系其实就是五运六气体系，它将古代最容易让人迷惑的日食、月食、大雾、冰雹、雨后天晴等现象进行很好的解释，其中地震就是一个非常重要的灾异，而五运六气体系也给出了解释。"土郁之发，岩谷震惊，雷殷气交，埃昏黄黑"，在五运六气的体系内，出现土郁则会有地震，而地震之后多半伴随着阴雨天气。

什么情况下会出现土郁？在五运六气的体系之内，在土不及（而且这种土不及是过度被抑制的）的年份才容易发生地震。土不及的年份有很多，其实 2008 年是火太过，而火太过再加上一个少阴君火司天，不过，土郁到底具备什么条件才能发生，一直以来也是个争论的焦点。

不管这些预测是否有效，但仅仅从现象的角度，地震之后多半有阴雨天气，而地震之前必定有土气不化的现象，这对我们有一定的启示作用。

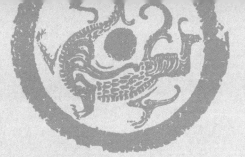

第三章

五运六气的
时空观

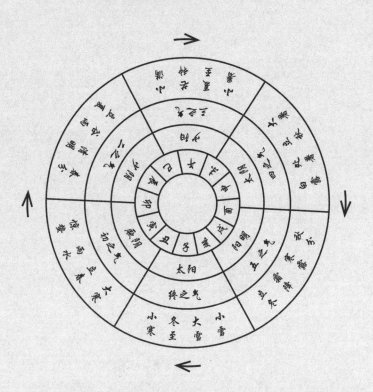

五运六气一直以来都是中医的重点内容，但是很多人，特别是在所谓的"文艺复兴"以后，很多人觉得人是世界的中心，是万物之灵，所以很多时候提倡自由，提倡个性，认为人类可以战胜一切困难。

源于这种不知道哪里来的自信，其实人总是希望能够长生不老，比如历代皇帝因为身居高位，没有什么是他们不能办到的，所以会选择"炼丹"（例如秦始皇），想突破生命的极限，最后无一例外地失败了。

现代医学，特别是生物学，也一心想着突破这个界限，能够使人最终长生不老，特别是自从诞生了所谓的基因技术以来，大家对这些话题更是趋之若鹜。不过，即使是只字不识的人也知道，这都是"忽悠"。

千百年来，忽悠的方式方法有很多，但是基调永远是那个：长生不老。长生不老需要突破的是时间，而很多人想要突破的是空间，比如霍金的那些理论，为什么这些理论会得到大家的追捧，还拍成了各种大片，忽悠了一代又一代的"高知青年"？根本原因就是，我们还在做着这个迷梦——人类能够突破时空，达到时空的界限。

1. 太虚寥廓：空间绝对

其实，五运六气最大的原则就是一个时空原则。首先是空间，五运六气的空间原则就是——太虚寥廓。人类生存在这个寥廓的太虚之中，并不是一个永远的存在，而是随着气的运动变化有无。

所以，有的时候我觉得《黄帝内经》才是最正的宇宙观，而其他哲学家的很多哲学观念其实来源于中医。太虚这个名词后来被北宋五子之一的张载发展成为一个宇宙概念，成为他的核心词。

中国人认为，空间是无限的，所以叫作寥廓，而人身是"生生化化，品物咸章"，不可能是一个永远的实在事物存在，所以对永生这个概念，《黄帝内经》是不承认的。其实，中国哲学的基础就是空间是绝对的，而时间是相对的。西方哲学家康德也说过"空间不是一个从外部经验抽象得来的经验性概念，因为要使某些感觉与我之外的某物发生关系这就必须已经有空间的表象作为基础"，客观的东西就是绝对的，所以空间不可能相对。

2. 太少相生：时间相对

在刘基的《东陵侯问卜》中有一段话，可以非常好地解释这个太少相生理论，甚至可以解释世间一切问题。

东陵侯既废，过司马季主而卜焉。季主曰："君侯何卜也？"东陵侯曰："久卧者思起，久蛰者思启，久懑者思嚏。吾闻之，蓄极则泄，闷极则达，热极则风，壅极则通。一冬一春，靡屈不伸；一起一伏，无往不复，仆窃有疑，愿受教焉。"

一起一伏，无往不复，这个就是中医五运六气的一个基本原则、相对原则。正是因为时间上的相对，所以就有一往一复，也就是太少相生原理。中国人发现了这个原则，所以以空间定时间，让时间这种相对的概念也变得更加可靠、可信。

正午时刻，不是 12 点，而是太阳正好在最高的地方。时间的相对与空间的绝对，造就了人类无法突破时空的限制，所以现在所谓的那些超脱时空的观念都是人类的意向，始终还是主观的观念而已。

基于时空观念去看待这个世界，或者说指导现实生活，才是五运六气的精神所在。

二、五行火太过之分析

五行火太过到底是一种什么体验？毁容？不，是皮肤病，咳嗽，流鼻血，鼻炎高发！

2017 年年底，我写了一篇关于五运六气的全年性的文章，解读 2018 年全年的气候特色，不仅在微信公众号发表了，就连头条号也发表了，因为关注头条的人对中医药了解不多，所以有的人攻击楼主把所有病都列出来了。

当时，就有一个内行旁观，并立刻指出了他们所攻击的错误之处，在那篇文章中，我指出了 2018 年高发的几个病种，其中第一个就是往来寒热，在写作本文时就开始出现了，也许不是疟疾，而是病毒感染，是 2017 年流感的遗留问题。

随着春天慢慢过去，特别是夏天就要来临，很多人就开始出现了那篇文章中所说的症状，现在身边的患者大多数都是咳嗽、皮肤瘙痒、鼻炎、流鼻血、往来寒热等。可以说，一条不落，全都来了。

1. 为什么是火太过

2018 年的五运六气特色就是火太过，而且还有太阳寒水司天，所以很多问题就出现了，火太过就会克制金，也就是属金的脏腑就容易出现问题，比如肺，比如大肠，所以在日常生活中，这几个脏腑出现疾病的可能性是非常大的。

火太过并不是孤立的事件，而是有一个系列问题，比如火太过就有木不及，所以今年会有清明寒，而过后，就会有土不及，土不及就会出现长夏不热，出现偏向于干燥的气候。

其实，火太过克金，金也是太过的，所以金克木也是一个矛盾，这个时候最重要的就是用水来解决，水可以克火，解决了火克金的问题，又能生木，泄金，解决了金克木的问题。

所以，2018 年主要可以考虑补肾，以肾水化解所有矛盾。

2. 2018 年推荐什么方

其实针对 2018 年的火太过，我一直在想推荐什么方会好一些，想来想去，还是得分春夏秋冬，比如春天除了火太过克金，还有木不及，所以必须加一些升提之药，比如升麻、葛根之类的，或者用黄芪等药。

但是，治疗咳嗽，一般来说是不能补的，此次火太过导致的皮肤疾病、咳嗽等问题，最好也不要补，其实在中国经典方剂中，经方麻杏石甘汤就有非常好的预防或治疗效果。

基于以前用麻黄加术汤及麻杏石甘汤治疗其他感冒的经验，特别是 2018 年是火运太过的年份，我就在家研究了一个膏方及熬制的工序，让家里人按照套路熬制膏方。

这种膏方叫常青膏，主要是采用茯苓、桑叶、蜂蜜及麻杏石甘汤的化裁，熬出来之后，口感成色都不错。我自己也备了一点，每逢皮肤不适或者咽喉不适就用开水冲服一杯，不但这些症状可以很快消失，就连平时干燥、发暗的皮肤也变得细腻，变得更白。

其实，这就是我当初熬制常青膏的一个初衷，2018 年的火气太旺，但是持久服用寒凉药剂则伤人脾胃，不可取。但是，熬制一些养生的膏方，可以随时取用，则能大大提高养生及美容的效果。

三、如何存储你的时间和空间

我曾在易道春秋群里聊天，主要是五运六气的基础，但是很多内容都有随意性，所以当时并没有得出太多的结论，只是用通俗易懂的语言随意发挥。但是，每次随意发挥总是能够发挥出一些不一样的东西。

在聊天中，我提到以前跟国务院发展研究中心某位教授在一起探讨过的一个话题，那就是如何存储时间。如何在现

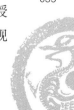

代金融背景下，建立一个时间银行，把人类的最为宝贵的时间存储下来，这个点子是不是会得到很多人的赞许？

其实教授的意思，是按照马克思主义的观点，将时间存储下来。但是具体如何存储，那就是一个很难的事了。刚好一起出去踏青，所以我也发表了我的观点，那就是以时间、空间作为整个能量挹注的载体，然后把时间分段，空间分段，存储部分时间，部分空间，然后置换出流动性。

1. 时空是能量的挹注

大家都知道，中国人定义时间都是很随便的，比如鸡鸣，这就是一个时间表述，鸡打鸣的时候，这就是一个时间点。有的叫作日中，太阳是古代定义时间的唯一标杆，不管是四季还是一天十二个时辰。

其实，在定义时间的时候，就是把相关的能量加以表述了，比如日中与平旦，这是两个时间点，但是这两个时间点却包含了能量所在，平旦一般温度相对较低，日中一般温度较高，太阳光较充足。

比如，潮汐的形成就是由月亮与太阳的相对位置决定的，但是中国人则习惯性地表述为月中或者月初等时间概念。

同样，如果太阳与地球的地理空间发生了改变，也会导致能量变化，中国人习惯性地表述为十二时辰、十二个月。而更大的一些，比如五行的相对位置改变，其实也代表能量挹注发生了改变，但是中国人还是用时间来表述。

除此之外，因为五行与二十八宿的相对位置对于地球上不同的位置也是不一样的，所以地面上的能量捆注也是不一样的，很多时候选择一个适合自己的能量，就能达到激发或者超常发挥自己能力的机会，这个就是中国一直在寻求的道。所谓的"不道"，其实就是逆着这些能量在奋斗，往往会适得其反。

2. 如何选择自己所需的能量

正是因为时空具有能量属性，所以选择时空就是选择能量，时空就可以转化为可存储的东西，也可以实现流动性地释放。

很多人认为，人生是缺什么补什么，但是这种观念是大错特错的，人生并不是缺什么补什么，而是需要什么，补什么。也就是说，能量具有普适性，而不具有普世性。

这个时候，就需要选择人生不同的时间段，作为能量存储，或者说作为平衡。比如，40 岁以后的人相对没那么缺乏资金，对钱财的需求降低，而在 20 多岁的时候资金需求非常大。此时就可以通过时间银行的作用，实现资源的置换。

这就是时间银行之所以可以成立的一个基础。

3. 如何转化空间

实现时空的转化，是现代科学的一个热门话题，但是他们的观念还是停留在微观世界，并未转移到一个可操作的宏观世界，所以一直在幻想，从来没有被实现。

其实，时间就是空间，空间是时间的基础，时间是空间的表述，中国的阴阳五行，就是这个时空的总表述。

阴阳代表的是日月，但也代表了时间；五行，代表的是五方，也代表了时间。所以，时间上不能补足的能量挹注，就可以用空间补足；空间上不能补足的能量挹注，就用时间加以补足。

当然，要做到这一切，必须深谙五运六气之道及中国几千年来发展的庞杂的易经体系。这也是我们开始易道春秋微信群讲课的目的之一，把时空利用好，才能真正掌握自己的健康与命运。

四、时间与空间的转化——存储时间的 唯一出路

时间是有限的，是相对的，所以异常宝贵；空间是无限的，是绝对的，所以取之不尽用之不竭，在中国古代的哲学中，一直有一个传统，那就是空间时间化。比如，在时辰的表述方法中，子丑寅卯，其实是北斗的相对位置的表述，但是却用来表述月份，后来干脆用来表述时辰。

空间的相对位置代表了能量，所以空间本来没有价值，但是因为有了相对位置，所以有了价值。时间的价值就是能够表述空间，而且还是相对的，是主观的。

1. 时间的主观性及稀缺性

现代相对论的基础就是时间及空间的相对性，导致了相对论的演变；但是，牛顿经典力学的表述则是时空都是绝对

的，其实这两者之间都存在着一个误区。

那就是，本来没有时间，时间是人类创造出来的，时间是用来表述空间的，所以时间是主观的，是相对的。

正是因为时间的主观性和相对性，所以一个人痛苦时，时间就会停留，会走得很慢，而快乐时时间就会跑得很快，会走得很快。正是因为时间具有相对性，所以时间也是稀缺的。

时间的稀缺导致了存储时间有现实意义，但是时间并不客观存在，而只是空间的表述，所以储存时间其实就是储存空间。

2. 空间的客观性与无限性

空间本来是客观存在的，同时也具备无限性，所以不具有价值，但是因为空间的相对位置产生了相对性，同时也有了能量把注，这个时候就可以用时间表述，而且具有了特殊的价值。

3. 延长主观时间，选择适合的能量空间

因为时间是主观性的，是有限的，是相对的，所以时间必须存储，而这个存在其实也只是空间的表述，比如快乐，这种在人所需要的能量下才能产生的，就必须无限地拉长，也就是把人所需要的能量把注到人体。

另外，则是不同时间段的能量并不一定平衡，这个时候就可以通过存储与释放，促成人一生的能量平衡。比如，年

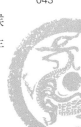

轻时缺乏资金，可以通过置换中年的时间获得流动性。

对于空间，因为有可选择性，所以可以人为地选择最适合自己的能量挹注。当然，这个能量挹注也同时具备绝对性与相对性，比如现代的北京、上海、深圳等地就是能量挹注较强的，受到普遍的欢迎，这就有相对的绝对性；但是同时也有人不适合在北上广发展，这就是相对性了，但是人是可以选择的。

空间的能量可选择性不仅是这种大的空间选择，还有小到别墅，小到一个小房间的选择，大则到地域的变换。

以曾经刷屏的"流感下的北京青年"一文而论，治疗他老丈人流感的最好办法就是更换时空，到达一个新的时空之下，人就可以痊愈。其实，2017年的流感我自己也得了，而且一直没有痊愈，总是压制着，只是没有明显症状而已。

过年时候，回到老家，流感不治自愈了。其实，这就是在时间没办法改变的情况下，只能选择有利的空间，这样就能更换能量，能够得到自己身体需要的能量，如此就能很好地治愈疾病。

可见，对于很多疾病，更换一下环境，就是治疗的最好方法。

所以说，治疗疾病只用药物尚属下策，而上策是选择时空，存储时空，达到一生的平衡，选择自己需要的能量，如此便是治未病。

五、要长寿，住高楼，人间四月芳菲尽，山寺桃花始盛开

2018年大年初一，我们全家就到山里的庙中拜庙会，说也奇怪，在一个半封闭的山谷中，桃花迎着春节的爆竹声怒放。而山谷外面，却是凛冽的春风，时过近十天才有桃花从花蕾中出来。

又过了一个月，在北京，看见了久违的春意，桃花才开始怒放，算来也是地气相差甚远，所以桃花这种物候才会有时间上的差异。其实，在中医理论看来，这个事件说明的是能量的挹注有很大的差异。其实，老早在《黄帝内经》就有很多这方面的论述，表达了中医对自然环境的观测结果，并经过一定程度的理论化，形成了比较实用的养生观念。

黄帝问岐伯：一个地区之气的生化寿夭不同，形成的原因是什么呢？岐伯回答说：高下之理，地理趋势会导致人的寿命不一样。西北海拔相对较高，主要是阴气重，而东南潮湿且海拔低，则阳气重，阴气与阳气在不同的地方是不一样的。阳气重的地方，春天来得早，而阴气重的地方，春天来得晚，这就是天地生化之道。黄帝又问，这两者会导致人的寿命长短吗？岐伯说"高者其气寿，下者其气夭，地之小大异也，小者小异，大者大异"，这就是说，海拔高的地方容易长寿，海拔低的地方相对短寿。所以，必须综合考虑天地之道，才能知道人疾病的发生情况。

在这种理论的指导下，《黄帝内经》一直认为"阴精所

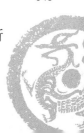

奉其人寿；阳精所降其人夭"，也是滋阴学派所以一直火遍大江南北的根本原因。

2010年的时候，我有机会在火神门下实习了一年，当时有一个来自峨眉山的患者，风湿关节炎之类的阴寒性的疾病非常重，所以在治疗时用的扶阳路子很明显，但是病人吃点儿药就好了，回到家中住一段时间又犯病，很有意思。当然，我后来自己到峨眉山实习，才知道原来山中寒湿之气是那么的严重，按照《内经》的说法，就是"高者阴气治之"。

其实，在高处住的人，很容易阳气虚，但是在这种情况下，就会自己珍惜阳气，不会过多地耗散。所以，虽然阳气虚还是能够长寿，这也是为什么很多古代修行的人不到东方，而是到西边名山大川修习的原因之一。确实，在青城山巅或者峨眉山住一段时间，人的各种思想就清净了，欲望也消除了。

在宋儒"存天理，灭人欲"的号召下，作为儒学的徒子徒孙，朱丹溪非常有体会，将这两者很好地结合在一起，开辟了中医养生的一个先河，一个非常有影响力的派别——滋阴派。

对于时空来说，山谷封闭的状态，其实是"地气不迁"，也就是地气不往上走，自然天气就不会往下降，所以在深山之中，冬天不冷，夏天不热，因为"气化后天"，也正是因为这样，山谷也具有很好的养生作用。

南方春天来得早，冬天来得迟，也就是生化之气来得早，来得太过，而收敛之气来得晚，来得不及。所以南方人长得矮，先发育的孩子一般都会长得比较矮，后发育的孩子都相对较高。这个现象也是很有趣的，在我们初中的同学中，现在个子最高的人都是当时坐前三排的矮个子。当然，生发之气来得晚，成长得晚，自然衰老得也较晚，这也是养生的一个要点，所以以前家长们如果发现小孩子老态龙钟，就会担心这样的小孩会不会早夭，人还是天真烂漫一点有利于身体健康。

《老子》说："专气致柔，能婴儿乎？"很多长寿的人，其实都是非常"婴儿"的，是率性的。也许，桃花晚开的智慧，对我们来说正是长寿所需要的。

六、五运阴阳的揆摄作用及星辰 对世界的影响

《黄帝内经》多处提到一句话"夫五运阴阳者，天地之道也，万物之纲纪，变化之父母，生杀之本始，神明之府也，可不通乎"，这句话可能大家都将其当成一个"怪物"看待，为什么多处提到五运六气的重要性，而在现实生活中我们却看不到？

这就是中国文化的魅力所在，其实我们现在所谓的内伤七情、外感六淫都不够深，七情是在情的层面论疾病，六淫则是在气的层面论疾病。但是五运阴阳则是在道的层面论疾病，不同的层面代表着对疾病的不同深度的认识，最高的是道的层面，也就是所谓的五运阴阳。其次则是性的层面，性的层面就包括了体质、七情等系列要素，第三个层次就是

气的层面，气的层面就有了所谓的六淫，风寒暑湿燥火这六气。

阴阳的层次就是道的层次，阴阳衍化之下，就有了风寒暑湿燥火，这就是六气，是气的层次。道的层次是最高的，所以对于所有的人间现象都有揆摄作用。五运阴阳是天地之道，也就是说五运阴阳其实所表达的是天与地运行的规律，也就表达了天（包括日月星辰）与地（地球）的相对位置，表达了地球相关的能量挹注。

五运阴阳虽然是天地之道的表述，但是太大，如何表现呢？它还是万物的纲纪，万物生长必须有一定的法则，必须有一定的规律，也就是我们经常所说的生长化收藏，春天有升发之气，才有夏天的生长不断，如此循环无端。

父母只是代表着起因，是变化的起因。比如，我经常举例，某某疾病在某个节气到来的时候就会加重，为什么会加重？很多人会归结为吃错了东西，比如食物中毒。但是，大家有没有想过，我们在吃到有毒食物的时候，是什么原因导致我们食用有毒食物？纯粹的偶然？还是有一定的道在其中？偶然中是否有必然，是否有一双"看不见的手"在左右？

正是因为五运阴阳是世间一切事物的鼻祖，所以同时也掌握着生杀大权，人类或者生物的生死其实全看这个阴阳五运了，如果我们没有选择最佳的时空，我们的寿命就会短，如果每一个阶段都选择了能量挹注适合自己的地方，我们的寿命就会变长。

五运，这个表达地球与行星之间相对关系的最简单的方式，包含了太多的能量，其中最重要的就是五行。

阴阳，这个表达地球与太阳、月亮之间相对关系的最简单方式，也包含了太多的能量，其中最重要的就是六气。

五行、六气综合在一起，就是我们整个时空的表达，康德说人类对空间的抽象产生了几何；人类对时间的抽象产生了数学，五运六气就是对空间及时间的抽象之后，产生的数学几何。

因为，五运阴阳既是数学表达，也是几何表达，怎么描述，怎么运用成了重点。这种数学公式其实代表的是空间能量的挹注，每一个符号都对应着天空星星的分布。

星星如何影响地球的能量挹注呢？古代的中医通过一系列的总结，得出了一定的规律。其实这种规律一开始是没有任何规律的，只是零星的一些经验总结，比如《史记》中的天官书，还有《汉书》中的天文志、五行志等内容，这些书中讲的都是类似于占星术的内容，比如天市星之类，紫微星，等等，都代表着一定的物象。

再到后汉之后，占验与推步开始产生分离，也就是说天象与灾祥开始出现了分离，开始进入客观化的学术发展之道。不过，灾祥与天象总是有一些关联，所以到了魏晋南北朝的时候，占验又有了长足的发展。下面简单介绍一些古籍中的记载，以供参考学习，但不可迷信。

《黄帝内经》就是成书于这段时间的，所以《黄帝内经》中保留了很多占验方面的资料。

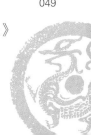

《医宗金鉴》说："五星岁木荧惑火，辰水镇土太白金，不及减常之一二，无所不胜色停匀，太过北越倍一二，畏星失色兼母云，盛衰徐疾征顺逆，留守多少吉凶分。"中医所谓的五运的太过不及其实对应的是天上五颗星星光芒的亮度及颜色的差别。

"五星者，木、火、土、金、水之五星也。木曰岁星，居东方。火曰荧惑星，居南方。水曰辰星，居北方。土曰镇星，居西南。金曰太白星，居西方"，这五颗星有一定的处所，《医宗金鉴》对这个加以解读，一般情况下，"其主岁之星，不大不小，不芒不暗，不疾不徐，行所行道，守所守度，此其常也。若五阴年是为不及，其星则减常之一，不及之甚，则减常之二，其光芒缩"。就是说，如果五星的亮度、在天空运行的速度、在分野停留的时间都正常，则是五行没有太过不及的表现。如果光芒太甚，则是五行太过。比如2018年火太过，则会有荧惑星太过，荧惑星如犯了某颗星星，则天下可能有战争。

"主岁之星，其色兼我所不胜之色而见也。如木不及，岁星青兼白色也；火不及，荧惑星红兼黑色也；土不及，镇星黄兼青色也；金不及，太白星白兼红色也。水不及，辰星黑兼黄色也。五阳年是为太过，其主岁之星北越，谓越出本度而近于北也。"

2018年因为是火星太过，所以火克金星，白色的金星便会携带红色的特征；如果是火星不及，则水星克火星，就会出现火星带着黑暗的色。

"北乃紫微之位，太乙所居之宫也。故倍常之一，太过之甚，倍常之二，其光芒盈。主岁之星，其色纯正，畏我之星，失其本色，而兼生我之母色也。假如木太过，畏木之星，土星也，失其本色之黄，而兼生土之火赤色也。盖以木盛而土畏，必盗母气为助，故兼母色见也。土兼赤色，土又生子，余星仿此。凡星当其时则当盛，非其时则当衰，星迟于天为顺，为灾病轻，星速于天为逆，为灾病重。稽留不进，守度日多，则灾病重；稽留不进，守度日少，则灾病轻。故日吉凶分也。"

处于东方的是木星，十二年绕行太阳一周，古人用以纪年，故曰岁星。

处于南方的是火星，这颗星在古代叫作罚星，又名荧惑星，一般而言，此星明显出现就预示着天下有灾难了。

处于中间的叫作镇星，每岁镇一宿，故二十八岁正好一周天。所以可以观察土星与南斗的会合，以定方位。

处于西方的是太白星，即金星，因最接近太阳，故观察太阳的出入，可以定出太白星的位置。古籍记载，金星在木星南侧时，称为"牝牡"，主当年丰收。金星在木星之北，则主一年收成不好。古之名将用兵时，亦观金星，如金星行速则行军亦速，如金星慢则行军亦缓。

处于北方的是辰星，即水星，接近太阳，古人用水星来检查四季。若水星在不该出现时出现，则主应该寒冷反而温暖、应该温暖反而寒冷的特殊气候。

古占一年的好坏与否，都从观察一岁之始，其共有四区分：①冬至。②腊日（十二月初八）的次日。③正月初一。④立春日。前述一年之始的四个日子，都可用来占卜这一年吉凶。

汉魏以腊日的第二天及正月初一所出现的征兆，视八风的方向来占卜：①风从南方来，主大旱。②风从西南方来，主小旱。③风从西方来，主有兵。④风从西北来，大豆成熟，如有小雨，则有兵起。⑤风从北方来，岁收平平。⑥风从东北来，则今年大丰收。⑦风从东方来，主大水。⑧风从东南方来，民间瘟疫，岁收必差。风自西北来，一定在庚辛二日；如一季中来五次，主大赦；来三次，主小赦。

古人把天上的中央称为紫宫，东房、心，南权、衡，西咸、池，北虚、危，各宿列位是而上之五官，为"经"，永不徙迁移动。或有大小差异，但星间距离是一定的。木、火、土、金、水五星是天的五个辅佐，为"纬"，出现潜伏，都有一定时间。

过去祖先们将日晕、月晕、蚀、云、风五种自然现象认为是天用来感动人心的，故认为研究天数之人，必须熟悉日月与五大行星之变化。

当然，对于这些天象，其实我们都很难观测，因为我们的视力还没有达到那么高的精度，同时，我们也很难辨别这些星星。但是，我们可以通过阴阳五运在季节（时间）中的表现来判断。比如气候异常，或者大干燥，或者非常湿，或者非常热，都代表着天气异常，也代表天体运行出了某种问题。

七、为什么2018年会出现很多皮肤问题

2017年流感暴发，我大声疾呼，其实就是希望大家能注意，通过平时的饮食调摄身体，特别是保住肾精，为2018年将出现的皮肤病做一个前期准备。

事实上，2017年的感冒与2018年的皮肤病是有一定关系的，2017年的感冒是因为正气不足，正气不足则邪气侵入人体，所以人就感冒了。2018年的皮肤病其实也是因为肺气虚，或者压根儿肺气就不虚，但是有一个五行太过，克制住了。

1. 火太过，导致金受伤

在五行的生克制化关系中，克的力量比较大，所以火太过最容易导致肺系病和属于金的问题。

2018年是戊戌年，戊癸化火，中运火太过，火太过必定会有土不及，金太过，水不及，木不及，所以2018年的主要问题其实是火克金，还有一个主要矛盾就是金克木，因为金太过，木不及，所以金克木很明显。此时，就有两个主要矛盾，一是火克金，二是金克木。

如何解决这样的矛盾呢？其实，不管是按照风寒感冒还是风热感冒的方法治疗2018年春天以来的咳嗽，都很难取得非常好的效果。所以必须另谋出路。

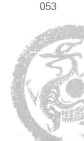

2. 金受伤会如何

2018 年金受伤，必定会出现各种皮肤病，我身边的人就纷纷发出求救信号，表示需要一个皮肤病医生。

不管如何，这些问题都是火太过克金导致的，所以要按照补金泻火的方式治疗，然而效果有的时候并不是很好。所以必须另辟蹊径，这就是补水生木。

如果补肾，水足了，自然就可以制住火太过，同时也能泄一泄肺，这样火金之间的矛盾就缓解了。同时，水又能生木，则金克木也缓解了，所以我们推荐一个方，那就是张景岳的名方金水六君煎。

金水六君煎：熟地黄 10 克，当归 15 克，半夏 10 克，陈皮 15 克，茯苓 10 克，甘草 5 克。

稍微加一点黄芩，或者栀子，预防出现流鼻血的现象。

这个可以作为治疗皮肤病的基础方，在这个方的基础上加一些止痒的，或加一些补气的，都可以。

但是，那毕竟还是药呀，所以在 2018 年初的时候，我就一直在思考怎么做出一种东西，大家既喜欢吃，又有疗效，还能使人的皮肤变好。于是，我发动全家来研制，并在一个月后获得了成果，我们称之为常青膏。

其实，主要成分就是泻火、润肺的桑叶、茯苓、杏仁等中药食材加上农村自己养殖的蜜蜂的蜂蜜。

刚做的时候，我在朋友圈发了一个状态，只是表示要炼制这么一个膏方，然后迎来了 20 多人的围观。在经过两轮炼制之后，有一部分人已经拿到了膏。

其实，这个膏并没有太多独特之处，主要是根据 2018 年的运气条件，稍微调制，对于皮肤粗糙，因为胃口大造成的肥胖有很好的抑制作用。当然，对于上面所说的咳嗽、皮肤病也有很好的调节作用，在疾病不重的情况下，可以每日服一小调羹，口味如蜂蜜，我自己也已经服用了一段时间。

说完这个，我们还是要回到开头，2017 年的流感对 2018 年的皮肤病有无直接影响？我想说的是，任何事物都不是独立的，都存在很大的相互关系。2017 年的冬温导致不藏精，也就是说肾精受伤，所以 2018 年的很多咳嗽都是很难治疗的，但是加一些熟地黄、当归等补肝肾的药之后，往往会有很大的改善。

2018 年还是很适合补肾的，大家可别只知道泻心火，心火泻久了，人都没有欲望了，更有甚者，会突然觉得生无所恋！

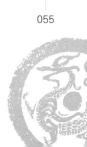

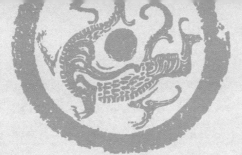

第四章

五运与十天干

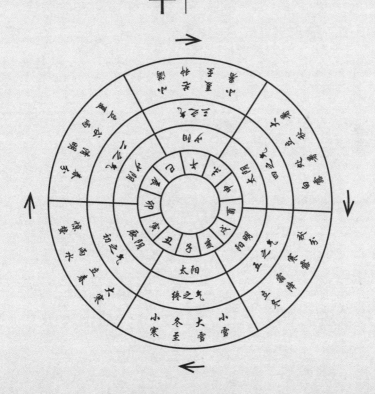

一、甲年干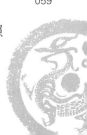

1. 干支纪年

古人是怎么计时的？月份是通过月相盈缺计数，一天之间则通过日晷。那么年与年之间呢？

那就是通过观察天象了，在《春秋》中，记载最多的就是天灾和弑君之事，因为这些对于古人来说就是最大的事。

通过观察天象，能够发现年与年之间的不同天文差别。古人一开始不是使用天干地支纪年，天干地支纪年是简化版的天文纪年法。

用天干地支纪年，就很容易根据天干地支的不同五行属性总结规律了，特别是在五运六气框架体系内。

比如，甲年生的人容易得肝病，容易眼睛出问题，这个可以从天干的五行，或者天干之间的互相转化中得到诠释。

乙年生的人也容易得肝病，不过这种肝病的具体情况有别于甲年生的人所患的肝病，发生的年辰也会有差别。因为甲乙都有一个属性，都属木，但是甲为阳木，乙为阴木。

从甲子年开始，每一个甲年生的人都有特色。比如按照甲属木的属性来说，甲年为阳木，对应的应该是木太过，很容易出现肝胆方面的疾病，但是仅凭此下结论只是孤立地看待问题。

所以古人发明了一种别样的五行——合化五行，其中的原理，就复杂了。例如甲己化土，化是什么意思？是多余的意思，余气，也是生的意思。其实这是五行之间综合作用的结果。

五行之间有生克制化的作用，才能显现五行的动态。如果把五行看作静态的就有问题了。

2. 甲年五运及气候

甲己化土，甲年因为化土之后中运是土太过，所以整个年份，整个甲年就是呈现为土太过、金不及、水太过、火不及、木太过的特性。

整年的大趋势就是这样，而造成这个的原因就是甲己化土了。甲己都能生出多余的土来，只不过甲年生得太过，己年生得不及而已。

第一步运：

甲年出现的气候，主要还是根据主运、客运两种要素的影响。首先是第一步主运，木太过。也就是春天来得会早一些，很多草木发芽提前。而客运则是土太过，又增加了春天的湿气，这一年的春天总体来说就是比较温热，湿气比较重。春天天气比较温暖，就会出现一些比较异常的现象，比如草木发芽的势头很好，发出来的时候长得太过了，而这个时候叶子的光合作用是不够的，消耗的能量都是前一年积累下来的，此时就容易造成夏天长势不佳。对于人也一样，春天的疏泄之气太过，就很容易出现肝血被泄得太厉害，而没有那么多血来滋养人体的其他组织。

同时，因为第一步主运是木太过，而第一步客运是土太过，土与木之间会经常出现反复，一会儿是木克脾土，一会儿是脾土强而无犯，所以这一年也容易出现风雨交加的情形。其实在甲年，因为木太过，很多农业生产可以通过时间加以调节，比如对于很多植物，供食用的是叶子，春天是生产的最佳季节，这一年便可以大量生产，但是同时因为供过于求，价格会比较低。如果利用金融杠杆，搞期权、期货，那么农业风险就会降低。这样对整个国民经济的调整就会很有利。

第二步运：

第二步运的主运是火不及。火不及，代表的是夏天长之气的不及，也就是天地万物的长势不够好。本来草木这个时候要分蘖四五枝，但是因为温度不够，气候不给力，就只能分蘖二三枝，很多夏天本应该郁郁葱葱的农作物此时就会出现枝叶之间空隙很大的现象。

在这种情况下，第二步客运是金不及，火与金之间都是不及，火不及就容易出现水来克火的情况，比较冷，而又有一个金来泻火，如此则夏天变得更加凉快，而不是炎炎夏日了。

而在农业生产过程中，夏天热度不高，就代表着植物的枝干生长不是很快，很多以枝干为主要使用价值的植物产量就会降低，所以此时也可以做好相关的准备。其实，只需要一个考虑就行，那就是按照应季来考虑。春天收获的植物丰收，夏天收获的植物就难以丰收。

第三步运：

甲年的第三步运主运是土太过，土太过说白了就是长夏化气太过。对于大自然的植物来说，就是果实成熟的时间更长了，这个时候的温度更高了。

大家都知道，新疆的哈密瓜、葡萄甜，其中的根本原因就是他们那里的哈密瓜、葡萄成熟（化）的时间比较长，能够得到足够的光照和温度，从而合成了很多糖类物质，也就是我们经常讲的化气太过。所以，在第三步主运的作用下，很多水果都成熟得比较饱满。在农村也是，一般哪年的水果蔬菜的叶子不茂盛，那年的果实一般会比较饱满，但是相对的，果实的产量会降低。

第三步客运的特点是水运太过，也就是说，到了第三步运，有水太过、湿土太过。这个时候就会出现一场秋雨一场寒的情形，一边是酷暑难当，一边又是雨水很多。长夏前半截会出现酷暑，后半截就出现秋寒；或者前半截出现凉夏，后半截就出现酷暑。

长夏时间变长了，那么很多水果的甜度就增加了，因为夏季温度不高，所以很多植物出现果实不大、但是营养成分含量很高的情况。

比如法国红酒拉菲，大家都知道 1982 年的好，其实

1982 年的红酒好，主要是因为那一年出现了化气太过，长夏季节温度高，所以葡萄果实长得好，糖分含量高，在整个红酒的酿造过程中出现了几十年难遇的优良品质。根据五运六气的特点，就可以推测每一年份的红酒的品质如何，这样就八九不离十了。甚至可以利用期权、期货的方式，获取更多利益。

比如，这次中美贸易战，如果我们利用五运六气的理论，精准打击，对农产品中他们丰收的，我们订单下少一点，对他们减产的下订单多一点，且约定一个价格，到时候就可以掌握更大的主动权。

第四步运：

第四步运，主运是金不及，客运是木太过。金不及，就会出现这年秋天比较晚来，也就是现代所谓的秋老虎，而出现秋天了，但是肃杀之气还没来，草木该凋零时还未凋零，因为木不及，所以要长出新枝来又动力不足，长到一半就没有动力了。

这个时候，对应于人来说，就是火刑金，很容易出现很多出血的疾病，如果不注意，该年出现痢疾流行的可能性很高。

第五步运：

第五步运，主运是水太过，客运则是火不及。一边是冬天的温度要比平常低，一边则是偶尔有那么一段时间出现暖冬，但是暖冬也不是很明显，毕竟是火不及的客运。主运是水太过，说白了就是寒冷是主要的，是主基调，而温暖也是会出现的，这种情况下，就会出现寒热之间的交互改变。

土太过，最重要的疾病就是因为土克制水，造成了肾水出问题，因为土含湿气，湿伤肾是最厉害的，其中湿分为湿热、寒湿、风湿，基本上都可以造成肾虚。比如常见的湿热，很容易造成下焦问题，很多结石病患者都是因为长期湿热蕴结下焦，而且湿热疾病很难去除，湿疹就是一个非常常见的例子。

如果湿气与寒相互之间结合，就会造成腰酸背痛，女子不孕，男子不育、阳痿等情况。风湿也容易导致肾虚。

因为土太过，湿气太甚，自然而然就会形成火不及、木太过等情况。木太过和火太过都是因为土太过引起的。土太过是主动的，木太过是因为土主动太过之后，不得不变得强大，如果肝不好，就会造成木负担不起，引起肝胆方面的疾病，但是这种情况的根本原因是土太过。

这就好比一个坏人要侵犯一个弱小的女子，本来弱小的女子是没有什么力量的，但是在威胁面前突然变得很强大了，能够跑得快，能够打架，但是从根本上来说，两者之间的力量还是差距很大的。

这个时候，木虽然能克土，但还是不能完全制衡，只是相对较强而已。湿疹就是在这种情况下发生的，本来肝木的疏泄作用可以把一些湿热排泄出去，但是因为湿热太多了，排出去的虽然多了，但是新生的湿热更多，这个时候虽然肝木也太过，但还是不能完全排出湿热。

所以五运六气中的中运很重要，因为后面的主运、客运都是按照中运确定的。

因为土太过，所以就会有火不及，为什么？子盗母气，子强母自然就虚了，这跟现实生活中的场景是一样的。母亲强势的儿子一般都弱势，儿子强势的母亲一般都弱势。这个时候如果患心脏病，主要原因也是湿太过，所以这种心脏不适时不时会带着一点水肿之类的。

这个原理跟《难经》子能令母实的原理又不一样。此原理是生的关系，母生子太过而显虚弱，故而子令母虚，即为子盗母气。子能令母实，则是因为土不及，必定会有金太过，金太过反过来克制木，这个时候母反而受益。

所以甲年出生的人一般得病都是因为湿气太过。而我们临床上观察到的往往是病人，而不是常人，所以甲年观察到的疾病很多都是湿气重的，这个时候出生的娃娃一般都具备一个特色，就是湿气重。

但是，现实生活中很多家族因为遗传原因，反而喜欢湿气，这种人出生在甲年就比较健康了。有些家族不喜欢湿气，此时出生的婴儿就经常生病，并且这个疾病的密码很容易跟随一辈子。

有的人可能随着年龄增长，或者生活习惯的改变，或者居住地的改变，也会改变体质。但是这个出生的时候就已经印在身上的东西就很难排出来了。

3. 经文释义

《素问·气交变大论》："岁土太过，雨湿流行，肾水受邪。民病腹痛，清厥，意不乐，体重烦冤，上应镇星。甚则肌肉痿，足痿不收行，善瘈，脚下痛，饮发中满、食减、四肢不举。变生得位，藏气伏化，气独治之，泉涌河衍，涸泽生鱼，风雨大至，土崩溃，鳞见于陆，病腹满、溏泄、肠鸣，反下甚而太溪绝者，死不治。上应岁星。"

甲己化土的情况下，中运就是土太过，太过就会出现同化，即肾水同脾土之化，这一年最主要的气候就是雨湿多。其实，在看星象的时候，也会出现那一年的岁星有一点暗黑，其实这一年主要的疾病是湿土太过导致的，会形成一个大的问题，那就是肾虚。

这个其实是按照星象可以推测的，如果没有一个五行的平衡，就比较难理解为什么后面会出现辰星，会出现岁星，还会出现镇星，其实这就是三个太过的五行，因为五行太过，所以相应的星星的亮度也就增加了，这样就会出现一些对应的天文现象。

其实，肾虚主要是湿热导致的，由于人们普遍夏天贪凉，但冬天注意防寒，所以往往寒湿对肾的伤害反倒没有湿热来得大。在日常生活中，很多肾虚患者都是因为夏天久卧湿地导致的，但是也有的是其余五行不平衡导致的。

比如，木太过就会导致肝脾不和、腹痛腹泻等诸多疾病，只要出现腹泻，往往就会出现四肢逆冷的情形，即所谓的"清厥"，这个时候要考虑用酸收的药物，而不是一味地温补。因为脾胃不好，脾主意，所谓的"意"其实是不定的，志对于人来说是一定的，而"意"是变化的，脾胃不好的人十有八九都是心烦意乱，不能安心，静心。此时还会出现土克水，则肾受伤，此时肾虚者大多会出现"躁烦"，也就是四肢不由自主地不知如何动作是好。这个时候，在天象上就是上面的镇星亮度比往常更加大。

"甚则肌肉痿，足痿不收行，善瘈，脚下痛"。对于甲年出现的土太过问题，很多时候导致肾水严重受损，就会有肌肉萎缩，手足无力，抽搐（现代医学认为是缺钙，其实中医的概念中就是肾虚，肾虚就不能使骨头坚硬），包括很多时候都会出现脚跟疼痛，或者膝盖不好使。现在很多人动不动就膝盖受不了，其实就是肾虚，这种现象在老年人身上较为明显。

"饮发中满、食减、四肢不举"。如果在甲年，刚好碰见了子复母仇，肝木之气发作，引发水饮之气发作，就会导致脾胃中满，手足不能用。

"变生得位，藏气伏化，气独治之"。这句话的意思就是生气得位，木太过反过来复母仇，肾主收藏之气，制服了脾胃所主的化气，变为肝木之气主事。

其实，在这种木太过、土太过、水太过，三者都非常强劲的时候，就会出现三者都发力，水太过、土太过，就会出现下雨多，泉涌河衍，涸泽生鱼，风雨大至，土崩溃，鳞见于陆。而此时，人类就会病腹满溏泄，肠鸣，反下甚，而此时如果太溪脉绝者，就不好治了。上应岁星，是说此时的主要影响因素就是天上的木星。

何谓太溪脉绝？太溪脉位于太溪穴附近，主要候左足，

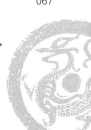

《伤寒直格》曰"太溪者，肾水之脉也，动于左足内踝下后、跟骨下陷中，足少阴肾水之胃，故曰大浮也。太溪脉，则肾气如经也，弱则微烦，涩则厥逆"，所以可以根据太溪脉的气来判断肾虚与否。

《素问·五常政大论》："敦阜之纪，是为广化。厚德清静，顺长以盈，至阴内实，物化充成。烟埃朦郁，见于厚土，大雨时行，湿气乃用，燥政乃辟。其化圆，其气丰，其政静，其令周备，其动濡积并蓄，其德柔润重淖，其变震惊，飘骤崩溃，其谷稷麻，其畜牛犬，其果枣李，其色黔玄苍，其味甘咸酸，其象长夏，其经足太阴、阳明，其脏脾肾，其虫倮毛，其物肌核，其病腹满，四支不举，大风迅至，邪伤脾也。"

六甲年，其实就是土太过的年份，"广化"，化气得到了很好的舒展，土之德是比较敦厚的，其实"敦阜"的意思就是问责广大无石的山。敦是问责的意思，阜是无石头的山，所以这一年有两个含义，无石头的山一般都是土较多，很容易发生泥石流，另外则是物产富饶。所以这一年的特色就是土德非常的丰厚，顺着夏天的长气，长气不及，夏天植物长叶子的时候并不是非常好，所以长夏季节果实成熟就非常丰满。

4. 运气方解

"附子山茱萸汤"出自《三因司天方》所载：六甲年，敦阜之纪，岁土太过，雨湿流行，土胜木复而病宜此主之。炮附子、山茱萸、半夏、肉豆蔻、木瓜、乌梅、丁香、藿香、姜、枣。

土胜说的是太过之土克水，一般会出现肾水受伤的水肿等疾病，木复则是水虽不及，但水之子木太过，子复母仇反过来克制太过之土的情形，所以在治疗水肿时很多时候需要考虑补肾，同时要加一些酸收的药物。

缪问解此方曰："敦阜之纪，雨湿流行，肾中真气被遏，则火之为用不宜，脾土转失温煦，此先后天交病之会也。经谓：湿淫于内，治以苦热。故以附子大热纯阳之品，直达坎阳，以消阴翳，回厥逆而鼓少火，治肾而兼治脾。但附子性殊走窜，必赖维持之力而用始神，有如真武汤之于白芍，地黄饮之于五味是也。此而不佐以萸肉之酸收，安必其入肾而无劫液之虑？不偕以乌梅之静镇，难必其归土而无烁肺之忧。得此佐治，非徒阳弱者赖以见功，即阴虚者亦投之中綮矣。然腹满溏泄，为风所复，土转受戕，则治肝亦治急也，脏宜补，既有萸肉以培乙木；腑宜泻，更用木瓜以泄甲木。所以安甲乙者，即所以资戊己也。肉果辛温助土，有止泻之功，再复以半夏之利湿，丁、木香之治胃，木瓜、乌梅之疗痿，生姜、大枣之和中，眼光四射矣。"

《三因司天方》是一部专门讲述关于"五运六气"的运用的方剂书，其中录用了一些方，这些方的来源不清楚，但是用来治疗特定年份的疾病有非常好的疗效，所以历来被人们所认可。六甲年所用的方就是茱萸附子汤，这个方的主要设计思路就是按照五运的太过不及和生克制化来的。批注很多时候都对，但是并不是按照生克制化的关系加以揭示，所以有的时候看起来还是模模糊糊的。

六甲年，主要原因是土太过，而土太过会导致一系列五行之间的关系发生变化，火不及，金不及，水太过，木太过，所以这一年的主要矛盾则是土克水，水克火。土克水，则容易出现水肿等问题，治疗时一般就会用一些补肺气的药物，比如藿香、半夏、肉豆蔻，这些药物通过温中焦，燥湿，可增加燥金的力度；而用附子则主要是考虑到心火不及，以附子大辛大热，再加生姜、肉豆蔻、藿香等，可以补充火的不足，协调水火之间的矛盾；但是，这一年最大的问题是水克火，所以补火其实很多时候还不如泄木，这个方的君药与其说是附子，不如说是山茱萸。山茱萸、乌梅、木瓜三味药，针对肝木太过，酸泄之，从而彻底缓解了水火之间的矛盾。

二、乙年干

1. 乙年特点

乙年生的人又不同于甲年生，虽然他们都是五行属木，但是这样并不能很好地解释不同年份之间的气候差别。所以还是需要一个合理化的情况来解释，乙庚化金，乙为阴，就是不及。甲年与乙年，其实只要一推算就可以看出，主运都是一样的，都是木太过，火不及，土太过，金不及，水太过，所以都会是暖春。但是，甲年的暖春，有一个客运土太过，所以很多时候还有湿漉漉的感觉，但是乙年的暖春客运就是金不及，这就比较有意思，金不及带来的是火会稍显太过，收敛之气不足，所以这年的春天表现得就有点火象。

在现实预测中，我们很多人预测其实都是不问过程，只问结果，只要出现了某个运气条件，就可以机械地加什么药，可以指导临床。其实，这样很危险，我就经常碰见很多人自以为是，觉得五运六气准度不够，所以临床总是用而不精。

前几天，我跟一个韩国的同学聊《周易》与五运六气，很奇葩，一开始聊，他就在跟我说《周易》的预测不准，哪个大家预测的也不准，所以得出一个结论《周易》是不正确的。同样，对于五运六气也是这样，就是抱着批判的态度加以学习。这种学习态度是最可怕的，现代很多人连五运六气的门都还没入，就开始批判，甚至包括一些大医院的院长，这种对知识的狂妄，着实让人觉得可怕。

他们就存在一种通病，还没有学，就开始思考。这就是很容易犯错的事情了，有句话"人类一开始思考，上帝就发笑"，某种意义上就是说这样的人。

《论语》说"学而不思则罔，思而不学则殆"，罔是什么意思？通网，本义就是非常多的丝交织在一起。不知道大家有没有玩过网，比如我们去打鱼，要用到网，如果不了解网的构造组成，是很难理顺网中的很多关系的，根本就不可能把网撒开，所以最重要的是条理性，一个人只学习不思考，就不会有条理，知识只是知识，不能上升到智慧的层面。佛教说"转识成智"，其实就是一个条理的问题，怎么将自己的见闻转化成推理能力，转化为理解能力，在学习的过程中是至关重要的。

另一方面，如果我们只思考，就会有一个"殆"，台的本意其实就是我，也就是有一个我执，主观意识太强，这样就会走入歧途，会自我迷失。所以殆，有的时候就会导致"贡高我慢"，觉得自己了不起，其他人都是错的，这种情况就是因为缺少学习。

乙年主运第二步为火不及，为什么会出现炎火刑金呢？

可能很多人会很迷惑，火不及，它还具有克金的效果吗？就好比木太过，金还能克木吗？答案是肯定的，五行是以性质分，水有水的性，木有木的性，性定了，他们的结果就决定了。

其实，对于这个问题我一直跟我师兄探讨，他总觉得我这种解法不对，但也说不出哪里不对。其中一个很重要的原因就是，他不觉得有所谓的主运，且认为一年再分五步主运是不正确的。其实一开始，我也受到现代流行的推算方法影响，不考虑这些。

但是，一年有四季，都是天地间的大道理，不会因为在五运六气之中就不一样了吧？

以前预测只用中运，但是这样就很容易导致预测不准，或者互相矛盾。比如，火太过的年份为什么会很冷？比如2018年的倒春寒，压根儿就没办法解释。

后来一个偶然的因素，我发现了这个规律，其实也不是发现，只是古人说的话被我理解了，所以用现在的模式预测，准度很高，也很好用。

首先，中运金不及是乙年的根本原因，金不及就会造成土太过，土太过推出火不及，火不及推出木太过。其实甲乙两年的五行都是一样的，为什么会造成疾病不一样？

因为根本原因不一样。金不及，自然就会造成火来克它，因为金不及是主动的，火不及是被动情况下的。

这就好比 a 跟 b 打架，a 突然不用力了，ab 之间的竞争就变小了，b 也显得小了，但是根本原因是 a 小了，所以反作用也小了。这个时候，b 就能制伏 a 了，所以乙年虽然主运火不及，但是火还是克金，能够造成足够伤害。

主运金不及，于是就表现在肺部，肺部很多疾病都出现了。有的是因为土湿太过，湿气散不出去，此时肺的宣发功能不够旺盛。所以通过补肺，很多湿气就可以散出去。

或者因为水太过，还有寒气，这个时候主要原因还是肺不足，但是可以通过治疗肺部疾病达到强肾的效果。

或者因为心脏问题，心火不足导致肺系疾病，这种疾病在现代医学中非常常见，心脏病导致肺阻等疾病都是很好的例子。乙未年初，有一个朋友就是因为静脉血管问题做手术，形成了血栓，大寒节一过就开始加重，这个就是因为运气条件发生改变造成的。

同样，乙年生的人只要出生后经常出现疾病都会有这个肺金不足的情况。

有人问，五运六气与皮肤毛发如何结合？五运六气是中国最为伟大的一门学科，包含非常广泛，可以和很多东西结合在一起。所以这个研究也是可以进行的。比如，五运六气将动物分5类：裸虫、甲虫、毛虫、羽虫、鳞虫等，这种分类完全是按照皮肤毛发的特点分类的。而且这5种虫对应于五行，这5种虫在不同的年份会出现不同的问题，还是回归到五行生克制化。

有人说，甲己化土的年份人会更少得病，为什么？因为人为裸虫，属土，在甲己化土的年份就会相对来说好一些。而在丁壬化木的年份就会相对不是那么健康了。特别是壬年木太过，倒过来克土。

有人说，火不及就不会克金。这个如何？在金年不及的情况下，火运也是不及的，这个时候为什么还会出现炎火刑金？这个就是问题所在了，火不及还是火，金太过也是金，它们的关系总是被克与克的关系。至于能不能出现反转，则要看相对之间的力量是否有很大的差别了。

2. 经文释义

《素问·气交变大论》："岁金不及，炎火乃行，生气乃用，长气专胜，庶物以茂，燥烁以行，上应荧惑星。民病肩背瞀重，鼽嚏、血便注下，收气乃后，上应太白星，其谷坚芒。复则寒雨暴至乃零，冰雹霜雪杀物，阴厥且格，阳反上行，头脑户痛，延及囟顶，发热，上应辰星，丹谷不成，民病口疮，甚则心痛。"

六乙年，大家都知道中运为金不及，然后以金不及作为太极点，可以推断出主运土太过，火不及，木太过，水太过。这个时候表现出来的就是火与木的天下了，所以《黄帝内经》说炎火乃行，生气乃用。这一年肯定会出现秋天树发芽的情况，所以大家可以适当地观察观察。五运六气本来就是来源于农业生产，它的运用不是简单的医疗，而是整个大自然规律的总结，所以明白了五运六气之后，很多内容就明白了，特别是中医讲究的天地之道。

何谓天地之道？

简单地讲，就是阴阳之道，就是太阳、月亮的运行之道，所以汉代一直在阐述阴阳之道，而阐述阴阳之道的最佳读本就是《周易》，最具体的读本则是《黄帝内经》，虽然还有《吕氏春秋》等读物，可以了解二十四节气的变化，但是这些都只是现象的描述。

所以，汉代的占卜，最简单的一个内容就是节气，每逢节气就会有新的变化，《周易》的很多内容就是围绕着天地之间的节气变化展开的。后世的占卜术，其实也很注重这些东西，比如梅花易数就是用节气作为起课的标准。而很多《周易》占卜都是以节气作为节点，作为开始或者结束的点。比如濒临死亡的老人，只要熬过了一个节气，尽管身体很差，很多还是可以多活十几天。

六乙年，因为中运是金不及，所以很多因为金不及导致的五行转换疾病就出现了，金不及，自然就会有火不及，但是火不及与金不及都只是相对于往年，但是金与火之间的关系，还是处于一种不平衡的状态。所以会出现火克金，火克金最容易出现的就是出血，比如鼻血、便血等，2018年是火太过，也会出现火克金而出现出血。因为无论火太过或者火不及都会克金，但是火太过时尤其明显，所以在2018年，肺部、大肠问题会异常突出。

金不及，对应的就是秋天肃杀之气没有那么明显，有的年份一到立秋，很多树叶就落下来了，枫叶开始黄了，银杏叶也变黄了，而有的年份，这些现象就来得不是那么快，金不及的年份都会出现类似的现象。

其实，这个时候金不及最容易出现的问题不是火克金，而是水克火，因为火不及而水太过，一个力量增加，一个力量减小，就会出现相对力量的悬殊。所以在《黄帝内经》之中，乙年的矛盾不是在金火，而是水火。

水太过，注意是水太过，必然就会有寒冷，所以那年的冬天会相对寒冷一点。而寒冷最容易导致心脏问题，还有伤风感冒。此时的水克火就是《黄帝内经》中关于五运六气的一个重要内容，叫作复——子复母仇。

现代的教科书教阴阳五行，都非常简单，没有把五行的生克制化讲透彻，所以很多学生只是知道生与克，而不知道制与化。生克自然是最重要的两对关系，但是制化也是不可或缺的内容。不管是阴阳还是五行，它们之间的最重要的关系其实是平衡，是制衡。

中国文化，其实从阴阳五行就可以看出来，现代民主政治最重要的一个点就是三权分立，其实三权分立的要义就是我们所说的阴阳平衡或者五行之间的生克制化。如果只有生克，就会表现为只有好坏，好坏之间的界限是绝对的，而不是相对的。现代一直强调三权分立，三权制衡，其实一分为二地讲，有利有弊。利就在于能够维持平衡，能够达到一种相对稳定的状态。但是，弊端就是无所作为，因为这种三权分立的最严重的后果就是力量不能集中，容易内耗，无法推动一些重大改革，无法形成合力。

五行之间的生克制化之道亦如此。

《素问·气交变大论》："金不及，夏有光显郁蒸之令，则冬有严凝整肃之应，夏有炎烁燔燎之变，则秋有冰雹霜雪之复。其眚西，其脏肺，其病内舍膺胁肩背，外在皮毛。"

在五运六气运用的时候，经常要考虑的就是变与常之间的关系，也就是规律与变化之间的辩证统一关系。我们知道，中国将能量守恒叫作"天道好还"，叫作"生克制化"。

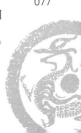

这是很有意思的事情。

同样的东西，会出现两种完全不一样的结果，这就是中国一直研究的不断变化的哲学。其实，这就是现代经济学上所说的机会成本原则，得到一个东西是有机会成本的，你不可能两全其美。对于气候也一样，比如丁酉年的冬天是暖冬，那么戊戌年的春天就是寒春了，甚至连夏天也有一定的寒意。这是阴阳的原则。

"金不及，夏有光显郁蒸之令，则冬有严凝整肃之应"，本来金不及，所以就会有火相对强旺，这种情况下，冬天就会有严寒的情形，也就是说夏天热，冬天就会冷，这个是常态。反过来，如果夏天相当炎热，那就超过常态了。

"夏有炎烁燔燎之变，则秋有冰雹霜雪之复"，就是说秋天就会出现冰雹雨雪，这个就是很明显的报复性的气候变化了。本来金不及，出现极端气候的概率是相对较低的，但是因为出现了夏天火太过的变态气候，所以秋天也会出现变态气候，这就是中国一直研究的"天道好还"。

《素问·五常政大论》："从革之纪，是谓折收。收气乃后，生气乃扬，长化合德，火政乃宣，庶类以蕃。其气扬，其用躁切，其动铿禁瞀厥，其发咳喘，其脏肺，其果李杏，其实壳络，其谷麻麦，其味苦辛，其色白丹，其畜鸡羊，其虫介羽，其主明曜炎烁，其声商徵，其病嚏咳鼽衄，从火化也。少商与少徵同，上商与正商同，上角与正角同，邪伤肺也。炎光赫烈，则冰雪霜雹，眚于七，其主鳞伏彘鼠，岁气早至，乃生大寒。"

什么是从革？

大家都知道，在《尚书·洪范》之中，有一个对金的定义，那就是"金曰从革"，那么什么是从革呢？革，其实是我们日常的制动物皮毛的过程，也就是将一些野兽的皮毛，通过一定的处理，变成对人类有用的东西。比如，东北人喜欢的貂皮大衣，其实要通过很多道工序，最后才能成为可以使用的东西。

革，是将动物身上的毛脱去，然后变成了可以吃，可以用的东西。象征的是收获，这个跟收获其实是一个意思。五行的定义都是来自农业生产，比如木曰曲直，其实就是植物弯弯曲曲生长的过程。火曰炎上，是一种刀耕火种文明中的食物处理，我们都知道，一团火焰，水平距离火光一定远的地方基本就没有热度了，但是离火苗同样距离的正上方，却可能非常的热。这些都是从现实的生活中提取的，具有非常浓厚的生活气息。

当然，后世对这些的理解有了很大的变化，特别是五行之间存在生克制化之后，就变得异常复杂了。一开始的五行是没有生克制化关系的，到了汉代五行只有生克关系，而没有制化关系。到了五运六气，生克很明显，但是制化还是比较淡，从宋代开始，制化就比较深刻了。

"收气乃后，生气乃扬，长化合德，火政乃宣，庶类以蕃"，前面说过，中运为金不及的年份，因为主运火不及，木太过，而木火都是一党的，它们经常狼狈为奸，所以很多时候木太过会导致火太过的现象。但是，火明明是不及呀？到底怎么回事？是金不及，才导致了火不及，注意这个主客关系，是金先变弱，然后火才变弱的，这是五行平衡必须要

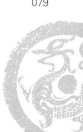

出现的情况，火与金的不及是相对的不及，并不是绝对的不及。在这种情况下，生长化收藏中的"收"，力度就不够，所以很多长、生之气就肆无忌惮，所以这一年很多时候都会出现秋天的植物含有升发之气。

何谓合德？

大家可能不太了解什么是合德。合是什么意思？其实就是一个人的嘴巴张开，然后闭合，这就是合的意思。合德，就是两者同时存在。记得第一次听合德这两个字，是在刘力红的扶阳讲坛里面，他提到一个火土合德。这是什么意思呢？在补火的时候，需要补一补土，这样土能保存火的性，如我们通常用土敷在火上面，火就可以保存更久。所以在扶阳的时候，加入一点甘草，就可以很好地保持药物的扶阳作用。

其实，这种保持药物的疗效的作用，在现代医学中就是药代动力学的内容了，比如药物的半衰期是多久，降解期是多久，等等。如果一个药进入人体之后，很快就代谢了，那么它的功效就会非常有限，但是如果能在身体内留长久一点，就会发挥更好的作用。所以，大家不要小看了甘草的作用，这个甘草用得好真是可以省很多钱，同样的有效成分，如果只在体内待一个小时，跟待三个小时，它们的作用是完全不一样的。所以，对于绝大多数的方子，给它用点甘草，那就是标准的提高经济效果的好方法。

这里所谓的火土合德，就是这么个意思。其实，在五运六气之中，很多所谓的合德，但是绝大多数都是跟土有关，比如火土合德、水土合德等。

三、丙年干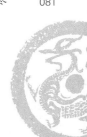

1. 水太过就一定会有水灾吗

丙年的中运是水运太过，且主运的土运也太过，这两者都太过的情况下会怎么样？土运太过是被动的，水运太过是主动的。丙年特别为难的就是水太过，同时还有火不及，这样就让心脏有点难受了。

丙年的运气，五运以水太过为中运，水太过自然就会有金不及，土太过，火不及，木太过，虽然会发生很多疾病，不管是肝心脾肺肾，都需要考虑是否因水太过引起的，但是水太过并不意味着只需要关注水或者关注肾脏就行了，还需要关注五行之间的平衡。

水太过与湿气太过之间有差别，水是寒湿，湿气一般还有暑湿的意思，是带热性的。所以丙年的寒湿之气，主要伤的是心脏，是火。

丙年有很多人出现了心脏的问题，如心悸、心闷等情况，但是根本原因还是水湿太过，所以在治疗或者养生的时候，不仅需要祛湿，还需要温化一下。很多时候也会出现寒湿在腰部，也就是肾虚的情况下，出现寒湿腰疼。

也是因为水太过，导致了木太过，出现肝病的情形，但是都可以根据五行之理来调理，把寒湿之气去除，然后补一补肺金，泻一泻土。

丙年的疾病大多数与水太过有关，我在讲茯苓黄连汤时也说过，丙年为什么可以基本只守一个方。很多人听到这句话就觉得是天方夜谭，开始我也这么觉得，但是细细想来，这不是臆想的结果，而是古人的经验总结，是智慧结晶。

前两天有朋友听我说一年守一个方，觉得不可思议，或者直接就认为是歪门邪道，这真是把古人的智慧当作糟粕丢弃了。

中国的智慧很多时候是见微知著，这个叫作几，《周易》中讲得最多的就是几、机。其含义一个是微小的痕迹，一个是问题的关键，还有就是一个事情的转机，这三个含义基本表达了中国古代哲学的精髓。

所以周易是一门很精髓的学说，而中医就是在周易这种象思维的训练下培养起来的学科，有的时候很简单，只是我们没有理解，就会产生各种困惑，各种怀疑。

就比如仅仅凭一个五运可以诊断疾病吗？可以治疗疾病吗？这就是一个几，水运太过就是丙年的几，因为水运太过就是一个很微小的变量，并没有改变太多五行的平衡，但是相对于金运不及的乙年来说，还是改变挺大的。

从金运不及的乙年突然变换成了水运太过的丙年，自然会有很大的变化，所以新年伊始，很多人就开始有严重的不适了。

有人问，水运太过就是水多吗？其实南方水并不比北方水少，为什么南方属火？而北方属水？最主要的是五行之间的平衡，而不是五行之间的多少。

北方是水少，但是相对于其他的五行，北方水相对较多，南方是水多，但是相对于其余五行，并不起主导作用，所以并不是说水运太过就是水多，水运不及就是水少。

它们之间是一个相对的关系，因为五行始终是在一种中和的状态下转动的，彼此之间总是处于一种博弈的状态。

以宋儒的观点来说，无极而太极，太极动而生阳，静而生阴，阴阳转化才生五行，无极是一种浑然天成的状态，无太过亦无不及，到了阴阳就有太过不及了，不过阴阳之间也是一种相对平衡的状态。到了五行，依然需要维持这种子状态，并不是说五行就会有不一样的情况。

所以说五行一阴阳也，阴阳一太极也，这就是中国文化的一个太极。

2. 丙年的生长化收藏与天地之气

丙年因为是阳年，所以中运为水太过，丙辛化水，水太过，可以顺推出其他五行主运的状态：水太过则必有金不及，金不及逆推则有土太过，再逆推就有火不及，木太过。

所以，丙年的春天可以肯定的是比较早来，但是结合地支不一样，还要看客气。春天的客运则是水太过，搭上主运第一步的木太过，水虽然是寒性的，但木是温性的，寒温之间能够相互生化，所以春天总体来说还是没那么冷。

春天木太过，生发之气比较强旺，所以当年的春天山里的桃花、地里的绿芽应该相对于其他年份会比较早。但是，因为有客气水太过，很有可能导致倒春寒，很多植物发芽之后来一场倒春寒，就会导致生长出现问题，影响收成。特别是以绿叶为采收品种的一些作物，比如青菜之类的。

　　春天过后，就是夏天，夏天主运是火不及，火不及就会有生长不好的情形，很多植物，在春天发芽猛了，到了夏天就长势一般了。所以一般在种植植物的时候，春天播种时肥料都是放在离植物较远的地方，以免植物生出根之后迅速吸收养分，导致叶子发育太过、太早，导致夏季来临的时候枝干的生长力量不及。夏天主运火不及，客运还有木太过，这两个搭配其实比较有意思，木与火是同类的，木生火，就使得火不及能够有所缓解。

　　到了长夏季节，主运为土太过，其实就是水湿之气会多一些，因为中运是水太过，水太过碰见土太过，它们之间是互相克制的关系。但是都有湿性，土太过是湿热，水太过是寒湿，寒热之间就会产生比较大的冲突，比如2016年是丙申年，就是一个比较多雨水的年份，那年的夏天南方多区域发生了洪水。

　　长夏过后，主运便是金不及，配上客运是土太过，相对来说，当年秋天会比较热。金不及，所以当年的秋天会来得更晚一些，甚至有比较明显的秋老虎。其实，农村人比城里人有经验，如果一年的夏天不热，就意味着秋天会很热，会出现秋老虎。其实，他们并没有学五运六气，但是根据经验就可以推断出来。这种现象是有原理的，因为一年四季的五行、六气都是一个圈，每一个五行必定都要主气，每个六气也都要主气，所以没有在夏天主气，必定会在春天主气，如果在春夏都没有轮上主气，那么就会在秋天、冬天主气。五行如此，六气也是如此。

丙年的冬天比较特别，大家都以为丙为五行阳中之阳，是非常阳刚的，所以当年气候特点应该很明显，确实如此，到了冬天因为主运是水太过，客运是金不及，金生水的组合出现，丙年冬天会比较冷，记得2016年，我老早就叫我父母买好保暖的东西，说了几次他们都无动于衷，后面寒冬真的来临了。

3. 经文释义

《素问·五常政大论》："流衍之纪，是为封藏。寒司物化，天地严凝，藏政以布，长令不扬。其化凛，其气坚，其政谧，其令流注，其动漂泄沃涌，其德凝惨寒雾，其变冰雪霜雹，其谷豆稷，其畜彘牛，其果栗枣，其色黑丹齡，其味咸苦甘，其象冬，其经足少阴太阳，其脏肾心，其虫鳞倮，其物濡满，其病胀。上羽而长气不化也。政过则化气大举，而埃昏气交，大雨时降，邪伤肾也。"

什么叫作流衍？

大家都知道，水太过是丙年的特色，但是为什么会叫作流衍呢？其实，这个就是一个形象的比喻，河流之主为干，河流的支流为衍，流衍的意思就是水流到主干道外面了。水太过还意味着，冬天的气候较为寒冷，会有万物封藏的特性。冬天的严寒，一般意味着整个一年的气候也偏向于寒冷，在水太过的条件下，自然会有夏季之火被克，所以长政不得输布。

水太过，代表着水的寒冷之性特别突出，而寒冷的出现一般也会导致天地万物的坚韧，比如冬天的流水结冰。同样，很多时候也可以用一些苦寒的药物来"坚"，比如我们知道的阳痿早泄，其实就需要补水，就需要苦寒之药，这些都是"其气坚"的一种具体表现。

水太过，则与之对应的很多现象就会表现出太过，比如雨水、寒冷；比如水太过对应的植物、动物，这些都会有相对应的太过的表现。《内经》没有细说，一是可能存在一些差别，二是经典一般不会说得太细，而是留有足够的空间，供人想象。

其实，根据水太过一般还可以推出土太过，所以那一年的气候之中，长夏容易出现化气大举，也就是说长夏季节的闷热气候会表现得比较突出。此时，土太过的湿热性质，也会反过来克制肾水，也就是出现肾气被伤害的情形。

《气交变大论》：岁水太过，寒气流行，邪害心火。民病身热烦心，躁悸、阴厥、上下中寒、谵妄心痛、寒气早至，上应辰星。甚则腹大胫肿，喘咳寝汗出，憎风，大雨至，埃雾朦郁，上应镇星。上临太阳，雨冰雪霜不时降，湿气变物，病反腹满肠鸣溏泄，食不化，渴而妄冒，神门绝者，死不治，上应荧惑、辰星。

水太过的年份，即专门指的是六丙年，水太过就是寒水之气表现明显，一般会有整个一年的气候比较寒冷，气温相对较低，这一年的心脏疾病发病相对会比较频繁。所以，对于水太过导致了阳气内郁，就会出现身热，心烦而郁，甚至很多时候出现了心悸，出现了干燥，深秋季节就开始表现出寒冬的气候，对应的星辰就是水星。严重条件下，会出现水肿、咳嗽、气喘，而且因为寒湿之气太重，人们在夏季或者秋季就会有盗汗的现象。如果是大雨至，风也大，就是土太过反过来克制肾水了，对应的有镇星较为明显。如果水太过还遇见了太阳寒水司天，或者太阴湿土司天，就会有极端寒冷的现象。

因为寒湿与水太过同时出现，克制心火太过，这时就容易出现荧惑星被蒙蔽的现象，可以观测到相关的天象，人类的心脏病自然也会多发。对于心脏疾病患者，如果在把脉的时候神门穴的脉搏感受不到了，说明心脏气绝，死不治！

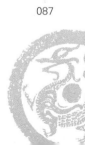

四、丁年干

1. 丁年总况

五运六气其实在中国的术数里面是非常简单的，因为考虑的因素非常少，只有年。然后根据年推出其他的不同。这跟子平术有很大的差别。

子平术是根据年月日时四个因素定，自然很容易就确定很多东西，但是五运六气只根据年就可以确定东西，所以很多东西就不是一定的，需要结合其他因素来分析。

子平术的金木水火土没有太过与不及，而五运六气的金木水火土就有一个太过与不及。同样对于丁年，子平术认为是火，而五运六气则认为是木，还是木不及的年份。

所以按照五运六气，本身木不及的人遇上木不及之年，就容易身体出现问题了。木不及一般表现在肝上，也就是中医所说的肝胆问题。

中医认为，肝胆出现了问题，就表现在疏泄上，2017年是丁酉年，其主运为木不及，火太过，土不及，金太过，水不及。

这样就问题来了，本来木就不及，金还太过，这就要命了，直接给木造成巨大伤害。木不及，容易出现肝木的疏泄功能不够，在女子则表现为肝不藏血，又因女子以肝为先天，所以在 2017 年，女性容易得血症，月经量少或者出现停经、闭经的情况，再者因为肝脏疏泄功能不能正常发挥，就会出现胸胁苦满、乳腺疾病，对这些要多多注意。

对于男性，其患阳痿的大半原因就是肝出了问题，而不是因为肾，因为肝是主筋的，而宗筋就是筋的一部分，所以在 2017 年很多男士会表现出肝不及的情况，特别是平时就肝不足的人，阳痿患者病情会加重。

现在，国家鼓励二胎，要大家多生娃娃，大家也赶着潮流想生，如果有些男士发现自己有点小毛病，又加上心理素质不过硬，对自己没有信心，心情低落，很多人的要孩计划估计就会受阻了。

2017 年是木年，对于人来说，是一个难熬的年份，因为人是裸虫，属于土，而木克土，所以天时对于生娃娃很是不利。

在这几重因素的影响下，2017 年求子之人当有不少，中医在这方面独有秘诀，可以发挥很好的作用。所以有的时候生娃娃容易不容易，还需要考虑年成。

丁年出现了火太过，木不及，就有可能出现相火上炎的情况，出现口苦口干。

丁年木不及，导致肝胆气机不畅，有些人还可能患抑郁症。抑郁症的表现其实有很多种，与五脏都可能有关系，但是核心可以归结为肝，很多人治疗抑郁症都是用柴胡类方剂，这种方法一用就有效果，其实不宜长久用。

因为抑郁症的心理根源是虚，从骨子里的虚，老觉得自己什么都不是，自卑，没有存在感，觉得生活没有价值，这种人行为表现上是虚，从精气角度来说也是虚，所以最好不要用泻法。

2. 丁年气候分析

丁年中运及主运第一步皆为木不及，从开年的时候就会表现比较明显的倒春寒，本来春天应该是春温之气比较明显的，但是丁年就会有比较明显的寒春。在 2017 年的春天，南方是下过雪的。

而且，因为木不及，代表春天生发之气不足，所以春天的花草发芽之类的就会比较晚，很多幼苗在播种的时候就必须注意会不会被倒春寒冻坏，所以我们在农村生活的时候，大家对于倒春寒非常重视。而怎么判断倒春寒？农民的经验是凡是前一年冬天热，没有冻到，就会出现倒春寒。当然，倒春寒的叫法也有很多，比如清明雪、荷花冻之类的。

比如，到了清明其实已经是比较热的时候了，很多时候清明开始后在南方都可以赤脚下田干活了。但是，清明依然会有冰雹、寒雨等情况，这个倒春寒到底什么时候来，农民只能给出一个大概的说法，并不能推算出来，但是如果用五运六气，就会比较准确地确定时间，到底是二之气还是三之气，或者有的时候是一之气。

主运第一步木不及之后，就是火太过，所以 2017 年的夏天还是比较热的，而且那个时候的六气刚好主客气都是火热之气，所以从二之气开始就热起来了。根据地支的不同，也可以结合六气来推算丁年的气候特点。五运六气为什么重视气候特点？因为我们认为气候就是天地之道的表现，因为阴阳的杰出代表就是日月，而日月是影响气候的重要因素，我们只要把握住了日月的运行，就把握住了天道，天道下一步就作用在人身上，这就是人道。所以气候就是天道的一个具体表现。

长夏，对应的是化，其实木不及必然会有土不及，这个事情是一定的。但是，每每在文章中提出这个观点，很多人都不理解，甚至有人攻击说这个理论不符合实际。我甚至提出一个观点，那就是脾胃所属的土，必须要有木才能发挥作用，所以李东垣说脾为死阴，没有肝胆的春升之气，脾胃也是死的，五行关系上，脾土与肝木之间，只要有肝胆太过，就会对应脾胃太过。

在长夏不及的年份，一般就是化不足，所以很多作物，包括动物都不能很好地将大自然的东西化成自己的组成部分，所以秋天会表现得干燥太过，植物的果实或者动物的身体也没有长得那么结实。

冬季，因为金太过必然有水不及，所以这一年的冬天可能会出现暖冬，但是也要跟六气相结合。有一次，一个领导问我，2018年五运六气如何，我只如实回答了，火太过，太阳寒水司天，所以水火都有，一般来说就很难判断整个年份的气候了。2018年其实火太过的气候也有过，太阳寒水司天的气候也出现了，但是整个年份还是寒水的特点比较明显。

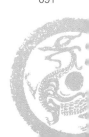

其实，按照《医宗金鉴》的说法，五运六气还是可以按照五行来判断的，寒水是水，火太过是火，水为君，火为臣，所以2018年主要气候由水所主。

3. 经文释义

《素问·气交变大论》："岁木不及，燥乃大行，生气失应，草木晚荣，肃杀而甚，则刚木辟著，柔萎苍干，上应太白星。民病中清，胠胁痛，少腹痛，肠鸣溏泄。凉雨时至，上应太白星，其谷苍。上临阳明，生气失政，草木再荣，化气乃急，上应太白、镇星，其主苍早。复则炎暑流火，湿性燥，柔脆草木焦槁，下体再生，华实齐化，病寒热疮疡痱胗痈痤，上应荧惑、太白，其谷白坚。白露早降，收杀气行，寒雨害物，虫食甘黄，脾土受邪，赤气后化，心气晚治，上胜肺金，白气乃屈，其谷不成，咳而鼽，上应荧惑、太白星。"

《黄帝内经》中的篇章很多内容都是比较简单的逻辑思维，但是我们如果要深入或者准确地预测，有必要对其中的原理进行分析，比如木不及的年份为什么会出现燥气大行，而且会出现草木晚荣。所谓的荣就是枝叶的茂盛，木不及的年份就是春天来得晚。而进一步推敲，会发现不仅仅是木不及，还有金太过，金太过则表现为燥气会比较重，秋天会来得更早一些。

秋天肃杀之气，大家在南方可能没有那么明显的体会，但是在北方，肃杀之气是很明显的，因为一到秋天不仅天气凉了，穿着上必须注意，而且还有很多自然的物候也会出现，比如草木凋零、干枯等。

这种肃杀之气太甚，在天象上就对应太白星，太白星一般会偏亮，或者从木星的颜色可以看出来，比如苍中带白。古代的人通过天象总结天下兴亡的规律可能是有一定道理的，但是其中的逻辑关系需要进一步捋顺。

"民病中清，胠胁痛，少腹痛，肠鸣、溏泄"，关于丁年生病，《黄帝内经》的总结也是比较简单，其实就是一个金克木，导致的木不及。但是，为什么木被克会出现腹泻，这个大家有没有想过？

大家都以为肝胆木太过会导致腹泻、腹痛，但是忽略了肝胆不及会导致的情况。那就是完谷不化，所谓的中清，比如我们知道春天经常会出现腹泻，这种腹泻一般都有腹痛的特点，这种腹痛一般也是在少腹，就是人的小腹部。肝胆主疏泄，如果没有肝胆的疏泄功能，脾胃是没办法把东西疏散开来的，所以肝胆是消耗性的，脾胃是内敛性的，肝胆强则疏泄强，吃进去的油腻食物都疏泄了，都发热了，脾胃强则转化强，吃进去的都转化了，如果肝胆弱，脾胃强，人就会变肥，肝胆强脾胃自然就弱，人就瘦。所以一般肥胖的人，都是心广体胖，做事情也慢悠悠，激之不怒，扰之不烦。而瘦子一般脾气比较暴躁，一点就着。

"凉雨时至，上应太白星，其谷苍。上临阳明，生气失政，草木再荣，化气乃急，上应太白、镇星，其主苍早"。一般情况下，金太过的年份，秋雨来得比较早，北方还好，秋雨不是很明显，在南方就比较特别，"一场秋雨一场寒"，

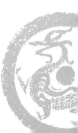

金太过的年份，也会有比较明显的寒秋出现，此时的太白星也会闪亮闪亮的。但是，其谷苍这个倒是有点意思，大家知道，每当长夏季节热度不够，特别是秋天二季稻，如果秋天来得太早，一般金秋时节的温度就相对非常低了，苞谷是比较难成熟的，没成熟的稻谷，在田里就一直是带青色，晒干之后也是青色，但是放久了，就变成白色了。

如果出现了"上临阳明"的情况，也就是阳明司天，对应的是少阴君火在泉，君火在泉就会温度相对高一些，很多时候秋天会出现反秋的季节特点，也就是民间所说的秋老虎。为什么金太过，还会有秋老虎呢？因为有一个火在泉，火克金，金太过就退而求其次了。就好比2018年，太阳寒水司天，也有火太过，但是整个夏天表现出来的季节特点却是寒水明显，火太过不明显。

"复则炎暑流火，湿性燥，柔脆草木焦槁，下体再生，华实齐化，病寒热疮疡痤胗痈痤，上应荧惑、太白，其谷白坚"。丁年的秋天是金太过，但是因为夏天的火也是太过，火与金之间存在着大的矛盾，但是矛盾也分情况，有的时候会发出来，有的时候发不出来，但是在少阴君火在泉的年份，应该是可以很好地报复。另外，"湿性燥"，这是什么意思呢？我个人的理解，湿为土，燥为金，土生金，所以说湿性燥，其实在古代，所谓的性与生有时候可以通用，所以说"生之为性"呀。燥气严重，那么肃杀之气就非常旺盛，但是火气既旺，那么生长之气也旺盛，所以很多草木上面的枝叶干枯了，地底下又长出新枝。有的甚至出现开花、结果的现象。

在燥气盛，火热盛的情况下，很多人就开始便秘了，所以上火的情形非常明显，还有的是发高烧，这个时候就可以用上中医泻火存津润燥的药物，比如小承气汤、调胃承气汤等，也可以用清燥救肺汤之类的。如果是出现了复的现象，也就是有秋老虎，那么那年的二季水稻一般都可以丰收，注意，这个丰收不一定是指产量上的丰收，而是质量上的丰收，所有的水稻都比较饱满而已。

"白露早降，收杀气行，寒雨害物，虫食甘黄，脾土受邪，赤气后化，心气晚治，上胜肺金，白气乃屈，其谷不成，咳而鼽，上应荧惑、太白星"。

说完了复的情况，可以回到我们开始说的金太过，白露这种秋天的代表气候会比较早出现，收气早行，所以可以尽早地将果实摘下来，因为秋天也容易有寒雨，虫子也会吃那些成熟了的农作物，人的脾胃容易出现问题。后来出现了火复现象，那么人的肺金受伤，会出现出鼻血的情况。其实每年秋天，只要燥金之气开始主令的时候，很多人就会出现皮肤干燥、上火、便秘、流鼻血，这些都是可以通过润燥加以缓解和治疗的。

《素问·气交变大论》："木不及，春有鸣条律畅之化，则秋有雾露清凉之政。春有惨凄残贱之胜，则夏有炎暑燔烁之复。其眚东，其脏肝，其病内舍胠胁，外在关节。"

丁年出现木不及，其实不同的年份，木不及的程度是有差别的，根据我自己的经验，五运六气所代表的体系其实有一个潜台词，能量守恒。只不过，我们通常的认识，能量只是寒热的区别，但是五运六气将能量分成了 5 种类型。比如，水火代表的是温度，那么燥湿代表的就是湿度，还有风，等等，每一种五行表达的都是一种能量。

所以，在五运六气的体系内，应该是一个五行守恒规律，这是中国特色的表达方式。比如，如果春天是木不及，但是呢，草木还是按照自然规律生长得挺好，则秋天也一样，会出现典型的秋天特色。如果，春天的木不及表现得非常明显，而金太过在春天表现也很突出，则夏天火气会复，此时就是炎炎夏日了。

《黄帝内经》中"其眚东，其脏肝，其病内舍胠胁，外在关节"，这句话应该是很重要的，"眚"是小灾害的意思，所以这一年的木不及如果表现出来异常气候，就应该主要表现在东方。好比 2017 的水不及，冬天灾害也主要表现在北方一样。

而木不及的年份，大多会有金克木的现象很明显，出现胸胁不适，关节也不灵活的情况。

《素问·五常政大论》："委和之纪，是谓胜生，生气不政，化气乃扬，长气自平，收令乃早，凉雨时降，风云并兴，草木晚荣，苍干凋落，物秀而实，肤肉内充。其气敛，其用聚，其动软戾拘缓，其发惊骇，其脏肝，其果枣李，其实核壳，其谷稷稻，其味辛酸，其色白苍，其畜犬鸡，其虫毛介，其主雾露凄沧，其声角商，其病摇动注恐，从金化也。少角与判商同，上角与正角同，上商与正商同。其病支废痈肿疮疡，其甘虫，邪伤肝也。上宫与正宫同。萧瑟肃杀，则炎赫沸腾，眚于三，所谓覆也，其主飞蠹蛆雉。乃为雷霆。"

木不及的年份，又叫作"委和之纪"，这一年因为金太过，克木，所以又叫作胜生。生发之气不足，不能作为那一年的主令，所以叫作"不政"。木不及，克土无力，所以土行所主之化气也因此而稍微表现好一些。因木不及而致火太过，所以长养之气倒是可以非常好地发挥其功效，所以说长气自平，同时金也会出现太过，所以那一年的秋天会来得早一些。

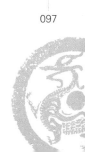

五、戊年干

1. 火太过则上应荧惑星，古人如何天人相应

戊年是一个难忘的时间，大家记得 2008 年不？那就是戊子年。当时中国发生了自唐山大地震以来最大的地震，那年刚好是戊癸化火，而火太过。

古代人对火太过出现的天象是非常注意的，因为火上应荧惑星，荧惑星的出现往往预示着有灾，所以古人说："虽有明君，当视荧惑所在。"君明未必能够治理好国家，由于外界条件过于严峻，历史上也有很多明君亡国的例子。

天象有一定的准头，古人观察到这些，并做了一定的统计研究，形成了一定的理论。在这方面最有名的可能是诸葛亮和刘伯温，但历史上研究天象学造诣很高的还有一个人，那就是魏晋南北朝时期的崔浩。他屡次用观察天象的方法力排众议，促使君主出兵，只要他参与的战争基本都是成功的。这跟唐书里面记载的李世民有点像，但是李世民是成功者，而史书都是由成功者来修的，其可信度大打折扣。崔浩最后被满门处决，对于一个历史的失败者，《魏书》中记载其屡次出奇制胜，肯定是如实记载，而不是瞎编乱造的，因为史书不可能给一个失败者贴金。

所以天象对人事的影响，是不容忽视的。自古以来的学问都是研究天地人，但是自从西方科学传入之后，我国学科建设就按照西方的那一套来设计，很多精髓的东西都没有得到很好保留，更不可能在现实生活中加以利用。

五运六气中的很多东西都保留了古代的观念，是非常值得我们发扬的。现在流行的中医研究一般都是按照西方医学的思路，很少在天人合一上用力，更没有多少人会在精准预测上用力。

因为大家觉得预测是一种神秘的东西，是个太可信的，只要话说出去了，如果没有实现就会得到别人的质疑，这种态度也是值得肯定的，但是因此丢失了古代中医药中很多瑰宝，这是非常让人痛心的。

五运六气的一个根本就是天上的七星，是天人合一的代表，而且是天人合一运用于治疗疾病的具体体现，所以五运六气是一门中国几百年甚至几千年的大数据集合，而且统计的样本不可能小，统计的时间跨度也是现在的医学实验无法比拟的。五运六气的统计数据最小时间单位是 60 年，刚好一个甲子，历经无数个 60 年的重复试验才能得出这么精准的预测水平。

2. 戊年的主客运情况

戊年的气候特点其实也是按照太过不及的主运客运的差别来推算的。首先是由戊癸化火，戊是阳干，所以对应的是火太过。火太过，自然就可以推算出木不及，土不及，金太过，水不及。所以，在整个主运确定的条件下，再按照我们的规则推出客运就是火太过——土不及——金太过——水不及——木不及。

首先看看 2018 年的春天，也就是主运是木不及，客运是火太过。按照我们对 2017 年冬天气候的了解，其实可以不用推算就得出 2018 年的春天会很冷，毕竟是一个暖冬之后的春天，所以春天不出意外地会相对较冷。但是又有一个意外，那就是此时的客运是火太过，所以 2018 年春天其实还有温度相对较高的时候。因为有木不及，所以 2018 年的花开得有点晚，还有一些植物发芽也会相对较慢，我记得北京的桃花是 3 月份才开始冒出芽来，比南方的整整晚了一个月。

当然这种气候特点一般对于很多春天长苗的植物是不利的，但是对于夏天长苗的植物有利。我们知道，在春天，长苗的植物有很多，比如在春天人们喜欢种豆角、种茄子、种烟草，这些植物的大半时间都在春天度过，所以春天的气温不高、木不及对于他们来说是很不利的。而 2018 年因为有木不及，再加上太阳寒水司天，那么就会出现四五月份还有冰雹的现象。关于冰雹这个事，很多人问我是不是太阳寒水导致的，跟主客运有没有关系？后来，我也查过不少资料，太阳寒水司天的年份的异常天象就是冰雹，这个古人已经有了明确的记载。

有一次，有人问我 2018 年的五运六气情况怎么样，我分析说，五运有火太过，但是有太阳寒水司天，所以有寒有火，结果我被认为是没有学通。其实，我后面还有一句话没说。这个就是五运六气里面最重要的生克制化，前面我们花了很多时间解释生克制化，其中一个重要的意义就在于如何运用。火运太过，太阳寒水在上半年司天，寒水是水，水克火。按照中国古典的认知，所胜为君，水是君，火是臣，所以寒水克火太过，2018年的主要气候在上半年是寒水，在下半年则是湿土，不过湿土是土，跟火太过之间又存在另外一个关系，那就是相生的关系。

湿土被火生，所以要看哪里湿气重。湿气越重，则火生之力越大，就会出现越热的现象。长江以南，暑湿重，火生湿土的表现应该会比较突出。

夏天主运是火太过，对应的客运是土不及，另外还有一个寒水司天，所以2018年的夏天其实火太过倒不明显了。但是，土虽然不及，又有寒水，又有火太过，则2018年夏天的水温度是比较合适的，所以夏天生长的主要作物都会获得很好的发展。比如我们了解的落花生，一般都是清明节前后种，种下去之后生长的主要时间都是在夏天，所以2018年的花生应该可以获得相对丰收。

到了长夏季节，主运是土不及，客运是金太过，所以大家感觉2018年的秋天来得早，也有这方面的原因。另外，我们如果对一种植物进行分类的话，会有一个比较有意思的情况，春、夏、长夏、秋、冬，如果对应于根、苗、叶、花、果的话，就会有比较好的对应。比如收根部的植物最好是冬天或初春收，收苗的植物一般就是春天或初夏收，收叶子的植物最好是长夏季节收，如果是收花的话也是春天或初夏，而果实则秋天收是最好的。当然，这个并不是严格的对应，有的植物长夏才种植，根本就不会经历春夏，这个就无

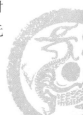

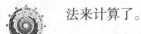

法来计算了。

根据物候，我们可以判断气候，然后根据气候，我们可以判断人生了什么病。比如2018年长夏季节，土不及是主旋律，所以很多人就出现了呕吐的现象。如果不了解呕吐现象是怎么导致的，用药就会迷茫，但是大家都知道呕吐现象是因为土不及导致的，再用药，就很好办了。

很多人认为只需要考虑主运，不用考虑每个季节的太过不及，这样就不好分析应季的呕吐、脾胃虚弱等现象了。为了这个事，我师兄跟我争论过很多次，不过在学习和运用的时候，我们都会根据自己的理解，在现实临床中加以验证。如果一个理论是对的，那么用它来指导实践，预测未来，肯定不会出现问题。

在长夏主运土不及之后，便是秋天，主运金太过，同时还有客运水不及，所以2018年的秋天应该比较早一些到来，而且金黄色的银杏叶也会比较早出现。金太过必定会有另外一个问题出现，那就是2018年的主要矛盾之一：金克木。因为火太过可以克金，但是同时金太过，反而木是不及的，所以秋天来临之后，金克木非常明显，肝胆疾病的人会大批量出现，大家可以事先做好准备，甚至很多治疗肝胆疾病的药都会销售得特别好。但是，这个肝胆疾病是怎么产生的呢？是金太过克制木不及，所以金克木是主因，所以要从泄肺金或者泄大肠的角度加以考虑，这样才能事半功倍，而其中一个最简单的方法就是用补肾的思路。

2018年冬天是水不及主运，而客运则是木不及，水不及会有土克水的现象，肾虚的患者也开始难受了，所以冬天很多风湿病、类风湿、妇科疾病开始大量出现。另外，2018年的客气其在泉之气还是太阴湿土，湿土是会克水的，所以在冬天对肾病要好好预防。另外，水不及代表的也是暖冬，在2018年的暖冬也有可能持续2017年的流感，毕竟所谓的温病的主要原因还是"冬不藏精"。

3. 经文释义

《素问·气交变大论》："岁火太过，炎暑流行，肺金受邪。民病疟，少气、咳喘、血溢、血泄、注下、嗌燥、耳聋、中热、肩背热，上应荧惑星。甚者胸中痛，胁支满，胁痛，膺背肩胛间痛，两臂内痛，身热骨痛而为浸淫。收气不行，长气独明，雨水霜寒，上应辰星。上临少阴少阳，火燔炳，冰泉涸，物焦槁，病反谵妄狂越，咳喘息鸣，下甚，血溢泄不已，太渊绝者，死不治，上应荧惑星。"

《素问·气交变大论》中总结了戊年的气候，并且将这年经常出现的身体问题也很好地概括了。火运太过的年份，一般都是暑气重，但是2108年因为有太阳寒水，所以暑气表现不明显。不过北极熊体验了一把火太过，还有北方的海参也体验了一下火太过的气候。

其实，这里有一个难点，为什么是北极热，而不是赤道地区热，也不是中原地区热，这个怎么来解释？或者说火太过的年份在60年之中有6年，每一年都有什么样的特点，也需要进一步加以考察。

按理来说，火太过克金，所以2018年的应气地域是西

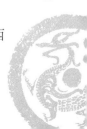

方，而不是北方和东北呀。所以对这个理论还需要进一步地研究。

《黄帝内经》中将戊年的常发疾病做了一个大概的总结。比如民病疟，这个疟病不是我们通常说的疟疾病，疟病在古代是一个比较泛泛的概念，只要有寒热的疾病就叫疟病。除了发热疾病，还有气喘、咳嗽、咳血、大便便血、皮肤干燥，甚至还有的出现耳聋、心烦、肩背不适。对应的天象就是2018年的荧惑星的亮度会比较大。

严重一些的人甚至出现了胸痛，因肺病引起的胸胁甚至胸中痛，2018年很多人就咳嗽了很久，然后发展成为胸胁疼痛，其实就是我们经常讲的悬饮。另外，因为2108年的火太过会影响肺的功能，所以肺经循行的部位也容易不舒服。除此之外，其实2108年最多发的疾病还有很多，比如皮肤病，这是最常见的发病大类，如果严重就会发展成为浸淫疮，这是一种比较凶险的皮肤病，一般来说从四肢向心脏发展就很危险，如果从胸部向四肢发展就相对好治一些。

"收气不行，长气独明，雨水霜寒，上应辰星。"这句话有点不好懂。在火太过的年份，金也太过，但是火克金，抑制了金气，所以说收气不行，长气独明。但是为什么会有雨水霜寒？因为水多、寒气重，这个只能从子复母仇的角度加以考虑。但是，因为金太过，水是不及的，复仇也比较难实现。或者说古人将春天的木不及造成的倒春寒，看成了水的情况，等等，在解释的时候有一定的难度。

"上临少阴少阳，火燔焫，水泉涸，物焦槁，病反谵妄狂越，咳喘息鸣，下甚，血溢泄不已，太渊绝者，死不治，上应荧惑星。"这段话应该是假设，上临少阴少阳，也就是君火、相火司天，刚好司天又是管上半年，上半年的火运太过主夏天，出现几重火的情况，就会水泉干枯，作物也被晒死，很多热性疾病发生，出现了阳明实热证，或者因为火太过克肺金与大肠，出现了痢疾下血。这个时候如果出现了太渊脉摸不着了，就危险了。

在诊脉的时候，我们一般都是诊断太渊脉，有些人虽健康但是太渊脉一点力都没有，也有些人摸不着太渊脉，但人很健康，这些情况都要向患者是否有肺部受伤方向想。

《素问·五常政大论》："赫曦之纪，是为蕃茂。阴气内化，阳气外荣，炎暑施化，物得以昌。其化长，其气高，其政动，其令鸣显，其动炎灼妄扰，其德暄暑郁蒸，其变炎烈沸腾，其谷麦豆，其畜羊彘，其果杏栗，其色赤白玄，其味苦辛咸，其象夏，其经手少阴、太阳，手厥阴、少阳，其脏心肺，其虫鳞羽，其物脉濡，其病笑、疟、疮疡、血流、狂妄、目赤。上羽与正徵同。其收齐，其病痓，上徵而收气后也。暴烈其政，藏气乃复，时见凝惨，甚则雨水霜雹切寒，邪伤心也。"

按照《素问·五常政大论》的内容，火太过的年份，叫赫曦之纪。赫的意思是大，曦的意思就是太阳，所以这个年份的特点就是太阳太大，也就是温度相对较高。一般来说，火太过的年份就是六戊年，只有这些年的中运是火太过，因为夏季的气候较热，在夏季植物长势会很好，所以叫繁茂。

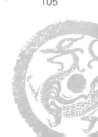

在火太过的时候，炎暑酷热，很多疾病都会表现出热象，所以发烧、疮疡、狂热、疟疾、眼睛红等疾病都是多发的，这一年对应的谷物、果实、畜生等都会有一些太过的表现。而火太过的年份，一般可以推断出金太过，金与火太过同时出现，所以有的时候是太白金星的亮度大，有的时候是荧惑星的亮度大。

火太过之后，一般会有水太过来复，所以这个时候表现出来的气候特点就是寒冷明显，就是心脏受邪，出现心脏不适的情形。

如何治疗咳嗽等肺系病？在 2018 年，麦门冬汤是主角。

2018 年开春就有很多人咳嗽，而且这种咳嗽有很明显的特点，那就是干咳，而且还是深度咳嗽，所以很多人咳嗽是非常难受的，还有的伴随着呕吐。

其实，我一开始也试过很多方，比如夜咳就用四物汤加五味子、知母、麦冬，但是效果还是不理想。只不过，最近开始使用《三因司天方》中六戊年的运气方，效果出奇地好。这个方就是麦门冬汤。

《三因司天方》中所用麦门冬汤在《金匮要略》麦门冬汤的基础上又增加了钟乳石、桑白皮、紫菀、白芷、竹叶等药。缪问《三因司天方》释麦冬汤云："桑白皮甘寒，紫菀微辛，开其膹郁，借以为止血之功。再用半夏、甘草以益脾土，虚则补其母也。白芷辛芬，能散肺家风热，治胁痛称神。竹叶性升，引药上达。补肺之法，无余蕴矣。要知此方之妙，不犯泻心苦寒之品最为特识。盖岁气之火，属在气交，与外淫之火有间，设用苦寒，土气被戕，肺之化源绝矣。"

其实，麦门冬汤在《金匮要略》中就是治疗咳嗽还有呕吐情形的，但是在此基础上再加一些发散的药，则更加有意思了。《金匮要略》中麦门冬汤的主药是麦冬、人参、半夏、甘草。《古今名医方论》中喻嘉言评论《金匮要略》麦门冬汤曾说："此方治胃中津液干枯，虚火上炎，治本之良法也。夫用降火之药而火反升，用寒凉之药而热转炽者，徒知与火热相争，弗知补正气以生津液，不惟无益而反害之矣。凡肺病有胃气则生，无胃气则死。胃气者，肺之母气也。《本草》有知母之名，谓肺借其清凉，知清凉为肺之母也。又有贝母之名，谓肺借其豁痰，豁痰为肺之母也。然屡施于火逆上气，咽喉不利之证，而屡不应者，名不称矣。孰知仲景妙法，于麦冬、人参、甘草、大枣、粳米大补中气以生津液队中，又增入半夏辛温之味，以开胃行津而润肺，岂特用其利咽下气哉！顾其利咽下气，非半夏之功，实善用半夏之功也。"

《金匮要略》云："火逆上气，咽喉不利，止逆下气者，麦门冬汤主之。"历来医家从五脏六腑的角度加以揭示："此为肺胃阴虚，虚火上炎证。其咽喉不利，一因肺胃阴伤，不得濡润，一因虚火上炎，灼津碍气之故，治宜滋养肺胃之阴，阴津得充，虚火自降。方中所用麦门冬，且用量大，可养胃生津，清肺润燥，人参、甘草、大枣、粳米，强脾胃，补营养，扶正气以助生津之功。何以选用粳米而不用糯米？小析此理，粳米、糯米都有扶养胃气，营养后天之功，然粳米偏寒，糯米偏温，所以养护胃阴，所选米类以粳米为宜，此既荣养胃气，又可抑其虚火，不伤阴液。上药相伍，胃得以养，阴得以生，肺得以润，则虚火自灭，正可谓培土生金之意。佐以半夏辛温之性，一者降逆化痰，利咽下气，再者味辛以开胃气，使诸药得功。此方药仅六味，主从有序，相使相须，对于虚热肺痿，咳唾涎沫者，是正治之方；对于胃阴不足，虚火上炎者，亦为惬当之剂。"

其实，2018年的运气条件刚好可以很好地解释麦门冬汤。2018年火太过，所以有火克金，但是金也太过，反而有木不及，土不及，水不及，火是最为重要的致病因素。所以"火逆上气"者用麦门冬汤。在麦门冬汤之中，麦冬是滋补胃阴的，其实就是补土，再加人参、大枣、甘草亦是补脾胃；竹叶泻心火，紫菀、桑白皮、白芷都是泄肺气，钟乳石引肺气入肾，表面是补肺，其实则是补肾。整个方，从脾胃开始，麦冬可以泻心火，同时补胃阴，人参、大枣、甘草等补脾胃，然后对肺进行补泄双施，最后稍加引导，归于肾。

因为只有肾水足了，才能克制住太过之火，才能护卫金不被克伐，但是同时泄肺，则肺与心之间的对抗关系可以缓和。

六、己年干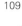

1. 土不及是什么情况

土对应的是湿气，水对应的是寒湿，都是湿气，它们之间有什么区别呢？第一个区别就是温度，土运对应的是长夏，这个时候的气候是很热的，所以湿是湿热，而寒水对应的是冬天，所以水对应的应该是寒湿。

湿热与寒湿之间有什么区别？湿热所伤多是肾，而寒湿所伤多是心，这是寒湿与湿热之间的一个差别。人在水中，待久则伤肾，人能长久待在里面的水肯定是温水。冬天的水属于寒湿，不过往往对肾的伤害机会不多，为什么？因为冬天的水太冷了，人没办法长久待在里面，但人们夏天贪凉，睡在地上，反倒可能造成肾气被伤，这个时候的湿气就是湿热之气。

甲己化土，己年的土是不及的，也就是说，己年的长夏季节是滞后的，因为长夏对应于生长化收藏中的化，己土不及就容易出现化不及的现象。化不及，会出现什么情况呢？在《黄帝内经》中就讲了，化气不及之年的稻谷不能很好地成熟，所以稻谷都是青黄色的，而饱满的稻谷是金黄色的。由于化不及造成的果实成长不够，就会出现青黄色的谷子。

对应于人来说，就会出现脾胃不适的问题。因为主运土不及，必定会对应着火太过，木不及，土木虽然都不及，但是主要原因在于土不及，所以土木之间还是会出现问题。脾胃出现了问题，就会出现脾胃对应的四肢的问题，容易出现肌肉萎缩、四肢不用等诸多问题。

如果细心一想，我们会发现，重点在于土之子金与木的矛盾，而不在于土木之间的相互克害。因为主运土不及必定有金太过和木不及，这对五行之间的矛盾骤然升温，这个时候最主要的就是要防止子复母仇。

所以己年调节金木之间的关系才是关键，所以己年的土木相战，最重要的落脚点就变成了金木，而金木之间的问题需要通过补肾水来解决。

我们知道，木太过导致的土太过，引起土木相战，我们会用一些非常好的补火的方式，这样泻一泻木，土就足了。但是这次的土不及，就得另外找出路了。同样是土木之间的矛盾，如果是因为木太过引起的，我们就需要补火来平衡，如果是因为土不及引起的，我们就必须通过补肾水加以涵木，它们之间经过几度转换，无非就是一个生克制化。

所以在考虑治疗因为脾胃不及造成的痿证的时候就需要在补脾胃的同时照顾肾的感受，在己年针对性地养生，我们最好选择补肾。而补肾最好的方式就是睡觉！

2. 己年的气候特点

己年的特色是主运木不及，火太过，土不及，金太过，水不及。其实主运的五步运与戊年是一样的，但是导致的原因是不一样的，而且客运也是不一样的。所以，在日常的经验中，一般冬天暖就有第二年的春天倒春寒，但是经验归经验，实际上会不会有，还要看两个年份之间的差别。

通过主运，我们可以推导出客运。土不及是第一个客运，然后是金太过，水不及，木不及，火太过，所以在分析的时候结合主客运的规律。春天的主运是木不及，倒春寒来了，另外则有客运的土不及，土不及本来会导致脾胃不适，但是刚好主运的木也不及，所以这个不适会相对减轻。在气候上，主运木不及代表的是春天比较寒冷，客运土不及代表的是湿热之气不足，所以己年的春天应该是比较寒冷而干燥的。

从夏天开始，因为有主运的火太过，客运的金太过，金与火之间存在着比较大的矛盾，火太过就会热，金太过则会有燥气，燥热相互作用，这就是这一年的夏天的主要气候。一般情况下，热伴随的是湿气，而很少热而干燥的，如果是热又干燥，出现在夏天，那么那年的火灾就要频发了，需要特别注意。如何预防这种火灾？火灾一般发生在什么地方呢？这种火灾的发生，一般都是在燥气明显，还有就是大家忽略防火的地方，所以用五运六气进行预测很多时候也夹杂着对人事的分析，不能按照公式直接套出结果。

从金与火之间的相克，也可以看出，其实在治病的时候，热证多伴有一定的湿气，如果热病无湿气，热也持续不了多久。叶天士治疗湿热病，就是分消湿热，这也是我们临床经常用的方法。

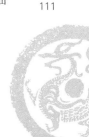

夏天之后，便是长夏，己年的长夏主运应该就有明显的土不及，土不及导致的就是风木盛行，很多人奇怪，为什么主运木不及，但在长夏风木还是盛行？其实，这就是一个五行观念的问题，五行之间就是一个平衡场，你弱我就弱，你强我也强，土本人弱小了，那么克它的和它克的就相对弱小，但是生克关系一直存在，长夏的风木盛行是由于此时土不及，被木所乘。这个世界永远是相对的，很多时候平不平衡，不是绝对力量的问题，而是相对力量，我们始终要记住这一点。土不及，湿气不够，经常有风，所以这一年的长夏，应该很多人会得脾胃病，呕吐之类的情况在所难免。而大环境则是风多，湿气不够，很有可能在长夏季节很多地方出现了旱情。

大家可能没有体会，旱情来了之后，一般农民很难受。己年长夏季节土不及的主运碰见了水不及的客运，所以此时的旱情会相对很严重，这种年份一般水库、池塘藏的水都不够用，很多庄稼就这样生生地旱死。我小时候就遇见过这种情形，农民有的时候真的是喊天天不灵，很倒霉。所以我们如果将五运六气理论用于农业生产，真正做到未雨绸缪，造福的不是农民一个小群体，而是整个社会。我提出要用大中医思维，就是要将古代的经验理论总结运用到我们农业生产的方方面面，这样才能指导我们正确地安排农业生产。

长夏之后，便是秋天，秋天来了，主运金太过，客运还有木不及，秋天来得早，来得比较明显，但还是干旱。我以前在家乡知道，每逢十年左右就会出现一次旱情，而旱情一般得到缓解就是秋天，也就是鬼节左右，有的时候则在阳历

8月初，这种雨水可以给农作物的生产种植提供不少便利，但是也有时候旱情严重，直到处暑之后还没有缓解，这种情况就会出现二季稻减产，甚至颗粒无收了。在农村，以前的收入少，其实一般两季的产量加起来才够吃，如果一季减产或者绝收，那就意味着半年要挨饿了。

冬天，是主运水不及，客运火太过，本来水不及就会出现温暖的气象，但是还有一个火太过，这个时候就难受了，整个暖冬都是非常暖的，如果再加上六气也不平衡，那这年就是粮食生产不好，冬天了开始得病，在古代那就可能闹灾荒，冬季又有温病、流行性感冒，整个就是一个天下大乱。也许，这就是古代为什么说庚年是庚化之年，己年出现社会动荡的可能性较大。

3. 经文释义

《素问·气交变大论》："岁土不及，风乃大行，化气不令，草木茂荣。飘扬而甚，秀而不实，上应岁星。民病飧泄霍乱，体重腹痛，筋骨繇复，肌肉瞤酸，善怒，脏气举事，蛰虫早附，咸病寒中，上应岁星、镇星，其谷龄。复则收政严峻，名木苍凋，胸胁暴痛，下引少腹，善太息，虫食甘黄，气客于脾，龄谷乃减，民食少失味，苍谷乃损，上应太白、岁星。上临厥阴，流水不冰，蛰虫来见，脏气不用，白乃不复，上应岁星，民乃康。"

土不及的年份，前面说了都是比较难受的，这个土不及导致五行之间相对力量的不平衡。木不及也是很厉害的，因为土不及，所以克它的和它克的都会相对较弱，但是最重要

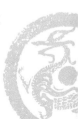

的还是木，土不及，木虽然也是不及，但是相对于土来说，还是太过，所以说风乃大行，而土所主的化气就没那么有力量了。

因为土不及，火太过，所以夏天的长气相对来说会较旺盛，所以"草木茂荣"，很多长叶子的植物这个时候就会相对好一些。但是，因为化气在整个一年中的中运发挥作用，所以这一年的植物开花应该没有问题，但是结果就问题大了。从整个天象上来说，木星力量太过，所以岁星的标志会比较明显。

己年一般会出现大自然的收获不利，而老百姓也容易得脾胃疾病，所以飧泄霍乱、体重腹痛等疾病发病率比较高，同时因为土主脾胃，脾胃主肌肉，肝脾之间存在不平衡，所以筋骨繇复、肌肉胸酸等毛病也算是多发，这一年应该会有很多肌无力、肌肉萎缩的疾病，其实不仅如此，只要与脾胃有关的疾病，都会在这一年得到比较多的机会暴发。

在土不及的时候，同时存在木不及、水不及，但都是土不及导致的，所以木不及、水不及的情况相对地没那么明显，有的时候表现为木不及的相对太过，也有的时候表现为水不及的相对太过，所以有善怒、脏气举事、蛰虫早附、咸病寒中等症状出现。

《黄帝内经》中的天文知识有点隐蔽，其实也可以从中看出古代天文知识的保密性，有点像现代的高科技，都是保密的，不可能随便让人知道。只是一个上应岁星、镇星，没有具体说，其实里面还包含了很多关于天文的知识。这一年因为化气不令，所以谷物的灌浆之类的过程就出现了问题，这里说的谷物黄，其实这种黄不是丰收的黄，不是那种金黄之黄。

因为土不及，木克土，这个时候土之子金在适当的时候就会表现出子复母仇，所以说："复则收政严峻，名木苍凋，胸胁暴痛，下引少腹，善太息。"太过不及都是病态。比如木太过了是病，木不及也是病，但是太过与不及引起疾病的症状是不一样的。因为有金克木，所以很多木都会出现死亡现象，应之于人体，则有胸胁疼痛的情况，甚至出现少腹疼痛，这些都需要相对地泄一泄肝，泄一泄肺。

在土运不及的年份，其实人、动物体内也是五行土不及，所以虫（包括五虫）对于食物也有喜好，故而"虫食甘黄"。因邪气客于脾，所以大多数人都得脾胃病。其实，客气是导致疾病的重要原因，所以治疗的时候需要注意客气。

"黅谷乃减，民食少失味，苍谷乃损，上应太白、岁星。"在土不及的年份，不管是黄谷还是苍谷，都得不到很好的收成，前面已经做了交代。如果还有厥阴风木司天，少阳相火在泉，加之冬天也是水不及，这样的冬天就会出现"流水不冰，蛰虫来见"。同时这个时候还有收藏之气不足，所以说"脏气不用"；且肺金之气不会出现太大的异常，故而"白乃不复"，这种情况下，人民的健康才不会出现大问题。

《素问·气交变大论》："土不及，四维有埃云润泽之化，则春有鸣条鼓拆之政。四维发振拉飘腾之变，则秋有肃杀

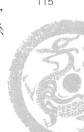

霖霆之复。其眚四维，其脏脾，其病内舍心腹，外在肌肉四肢。"

在《素问·气交变大论》中，对于土不及的年份容易出现的问题，特别是气候问题还设计了几个假设。如果土不及的年份出现了西南、西北、东南、东北地区有大雾大雨（土太过）的现象，也就是异常，则说明土太过，这时春天就会有风气足的现象，即所谓的"鸣条鼓拆之政"。这是一个比较有趣的现象，通过四维的变化，来确定那一年五运的太过与不及，正常与异常。需要交代的是，在中国文化之中，有所谓的四维、四正、纯卦，其实就是八个方位的表述。如果四维，如东南、东北等地方出现了大风现象，也就是说木不是不及，而是表现出了太过，那么秋天就会有金太过的报复，这时秋天就会有"肃杀霖霆"的报复天气。

"其眚四维，其脏脾，其病内舍心腹，外在肌肉四肢"，出现异常都是在四维之地，也是人体的四肢，《内经》里面还有一句话叫作"四维相代"，其实就是手脚四肢的意思。因为脾主四肢，所以土不及的年份都有脾病，四肢容易出现问题，但是根本问题还是在脾胃。

《素问·五常政大论》："卑监之纪，是谓减化。化气不令，生政独彰，长气整，雨乃愆，收气平，风寒并兴，草木荣美，秀而不实，成而秕也。其气散，其用静定，其动疡涌，分溃痈肿，其发濡滞，其脏脾，其果李栗，其实濡核，其谷豆麻，其味酸甘，其色苍黄，其畜牛犬，其虫倮毛，其主飘怒振发，其声宫角，其病流满否塞，从木化也。少宫与少角同，上宫与正宫同，上角与正角同，其病飧泄，邪伤脾

116

也。振拉飘扬，则苍干散落，其眚四维，其主败折虎狼，清气乃用，生政乃辱。"

《素问·五常政大论》是专门讲如何理解五运的一篇大论，其中分十年讲明白了五行太过不及的年份的正常与异常。土不及的年份叫作卑监之纪，土对应的是化气，所以又叫作减化。这一年，"化气不令，生政独彰，长气整，雨乃愆，收气平，风寒并兴，草木荣美，秀而不实，成而秕也"，土不及，所以化气不令，很多植物都很难结果子，或者结了果子也成熟不了。土的相对不及，导致了木的相对太过，所以这一年木克土，同时也有火太过的现象，无疑雨水就相对来得晚一些，而秋天的收气也相对过剩，代表着凉气比较充足。火太过，则夏天的气候相对较热，草木生长环境好，所以草木繁荣茂盛，但是因为化气不令，很多植物是华而不实，只开花不结果，或者开了花，结果也不熟。

土不及，最明显的是脾胃受伤，肝木克制脾土，所以在气血层面就表现出了气不聚，没有力度，经常涣散。脾主肌肉，对于很多疮疡来说，正是发病的季节，疮疡大多数是因为气滞导致的，气滞所以痛，所以肿胀。

土不及对应的果子，是李子，其实李子是一个比较特殊的水果，我们那边有一个说法"桃饱李饥"，也就是说吃桃子很快就吃饱了，但是吃李子就会饥饿，从这点上来说，李子是可以助消化的，或者说可以运化脾胃。因为我多年没有回家了，对于五运六气到底怎么影响李子的生长，没有具体观察，大家可以观测一下。

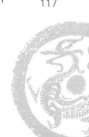

土年对应的谷为豆和麻，豆一般也有好几种，比如我们知道的豌豆，一般是冬天生长，到第二年的春天收。还有黄豆，也就是大豆，这种大豆一般是夏天收，因为有火太过，所以还未必能够影响收成。

五行土不及的年份，其实味道也是有很大的差别的，因为化不及，所以很多多糖不能转化为还原糖，果实一般都是酸酸甜甜的。比如我们知道的柿子，如果是青色的，就是酸的，如果是红色的，就是甜的。因为土不及，所以果实很难完成最后一步的转化，果皮的颜色也比较难达到令人满意的程度。

七、庚年干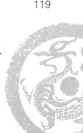

1. 庚年的主要五运矛盾

在中国古代文化中，庚和甲是非常有意思的年份，因为这两个日子在《周易》中出现过，一个是蛊卦的"先甲三日，后甲三日"，一个是巽卦的"先庚三日，后庚三日"，"先甲三日，后甲三日"好理解，一个事情的前前后后肯定有连续性，不可能平白无故出现。

有人用这个来解释冬至日前后的节气变化，包括诸葛亮借东风也是按照这个来的，这个说法有点扯，不过也能解释得通。因为诸葛亮学习的是汉代的周易，汉易最明显的特色就是跟十二辟卦结合起来，所以冬至日前后的气候变化应该与地雷复卦结合，而不是跟山风蛊卦。

那么这个庚有什么重要意义呢？巽卦说，随风巽，君子以申命行事，其实就是一个刚柔之道。巽为两人跪地之象，取至顺至柔之意，面对至顺至柔之人，只能随之以至刚之道。但是至刚之道只有以持之以恒的方式才能做到最后的无始有终。

庚就是一个至刚之道，对应于五行就是金，金有两种，一个是辛金，那是金玉之金，一个是庚金，这个则是玄铁之金。所以庚金年是乙庚化金，而金是太过的。

由金太过，导致土不及，火太过，木不及，水不及，所以在该年会有两对矛盾出现，首先是金木之间的矛盾，由于金太过而木不及，木受到金的克制太过，所以这年很容易出现肝木或者胆木的问题，胸胁苦满呀，少腹疼呀，或者是心烦喜呕之类的疾病。又因为肝藏血，所以这种情形下容易出现血证。

说个题外话，因为这年出现腹痛的情况非常严重，所以很多痛经的病人在这年有可能爆发，或者是由无到有，或者是由轻到重，总之需要我们多多预防。

腹痛有两种：一种是土木之间的不和谐，这种就是肝脾相战，一般可以通过补火的方法，或者通过泻肝；一种是金木之间的不和谐，这种情况我们要考虑到金木太过，只能通过补肾滋肝来治疗了。所以在傅青主的治疗痛经的方子中有一个两地汤，这个方就是非常典型的补肾滋肝的代表。另外，在张仲景的方子中有一个治疗痛经效果非常好的方，那就是温经汤，这就是治疗土木不调的，通过补火通关达到治疗痛经的效果。

在金太过的年份还有一个矛盾，那就是火金之间的矛盾，这个也可以看成是木不及的子复母仇，火太过就会来克金，出现肺部受伤的情况，所以庚年本来是金太过的，应该不会有肺系疾病呀？但是强中自有强中手，所以在这年对肺系病也需注意。

这种肺系病如何治疗？这次是火太过，可以培养肾水来子复母仇，也可以通过培养脾土来通关，所以治疗这年的肺系疾病可以通过补脾胃，也可以通过补肾治疗。

在庚年应该注意身体的人主要就分布在肝有毛病，肺有毛病的人群之中，这些人须提早预防，或者生病之后及早治疗。

2. 庚年的气候特点

庚年中运为金太过，然后根据金太过我们可以推出主运客运的顺序及太过不及。比如，主运是木不及，火太过，土不及，金太过，水不及；客运是金太过，水不及，木不及，火太过，土不及，根据这些主客运的规律，其实可以非常简单地推导出庚年的气候特点，然后根据气候特点去推导那一年会出现的不适和疾病特色。

比如，春天主运是木不及，那么大家第一个反应就是这一年是不是会有倒春寒？答案是肯定的，只要有一个木不及，春天就是偏寒凉的，外加一个金太过的客运，那么燥气重，寒气也重，金太过会克制木，所以木不及的现象应该会比较明显，这一年的肝胆发病也应该比较频繁。其实2017年是丁酉年，春天主客运都是木不及，所以那年春天肝胆犯病很严重，我在中日友好医院吃过几次饭，来那看病的都是肝胆疾病，很多还被无情地要求割除胆囊，也是让人很费解。庚年应该会有比丁年更严重的肝胆疾病，因为这一年的中运是金太过，克害木不及相当厉害。

这一年的春天还需要注意一个事情，那就是金太过、木不及导致的倒春寒，很有可能让大家的农作物受到伤害。因

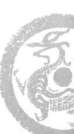

为农作物一般都是春天播种，对于南方的农民来说，春天到了之后，农田的保暖措施就相对没有那么完善，很多农作物在一夜春雪之后，就被天收了。

在春天主运木不及之后，是主运火太过的夏天，夏天火太过，就会相对比较热，火热之气很多时候带着一点湿气，但是金太过本来就是干燥的，所以夏天应该是干热。而且，因为夏天客运是水不及，所以不但不会因为有客气的存在补充水不足，还会增加水不足的程度。最后，夏天相对温度较高，很多地方都要注意火灾的出现。如何判断火灾的高发地区？在《内经》体系内，一般还需要通过天象的观测，最后才能决定灾难在哪里发生。

主运火太过之后是土不及，这个时候的土不及与己年的土不及虽然都是土不及，但是导致土不及的因素却不一样，庚年的主运土不及还伴有客运的木不及，所以这一年的脾胃不适倒不会像往年那么明显，因为土木都不及，而且还有一个中运金太过的因素。土不及，其实就是这一年的长夏季节的湿热之气没有那么明显罢了，对于北京地区的人来说，其实就是桑拿天气不会那么长，或者直接就会出现桑拿天气。

主运有土不及，其实就代表着植物的果实难以正常成熟，但是主运又有金太过，所以秋天说来就来，很多植物结果之后来不及将多糖转化为单糖或者二糖，果实吃起来也没有那么甜。

主运有金太过，则秋天会来得比较快，来得比较明显，好比2018年的秋天，就来得比较快，来得比较明显，在8

月 20 多号就开始明显有秋天的感觉了。但是，如果是金不及的年份，外加有客运的要素，很多时候到了 10 月份才能明显感受到秋天的到来。金太过，还有一个火太过，但是火太过是客运，所以整体来说，庚年秋天的气候特点是秋天来得早，但是中间会有那么几天比较热，非常有夏天的感觉。

冬天主运是水不及，水不及则脉会出现比较浮的现象，所谓的冬不藏精的各种症状都出现了。而且还有一个客运土不及，所以在庚年的冬天着重考虑的是水不及带来的烦恼，由于其中还有金克木，所以那一年要注意补肾，这样才能救因金太过克制的木。

3. 经文释义

《素问·气交变大论》："岁金太过，燥气流行，肝木受邪。民病两胁下，少腹痛，目赤痛、眦疡、耳无所闻。肃杀而甚，则体重烦冤，胸痛引背，两胁满且痛引少腹，上应太白星。甚则喘咳逆气，肩背痛；尻阴股膝髀腨胻足皆病，上应荧惑星。收气峻，生气下，草木敛，苍干凋陨，病反暴痛，胠胁不可反侧，咳逆甚而血溢，太冲绝者，死不治。上应太白星。"

庚年的特色是金太过，金本来就代表着燥气，每年的秋天其实就是燥气流行的时候，但是在一些地方，特别是东南地区，秋天正是季风季节，每年的秋季都会有很长时间的秋雨霖霖，所以燥气的表现其实大多数还是在中秋左右，初秋的天，还是雨水丰足。

只要有金太过，肯定会克制肝木，所以金秋季节也好，

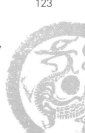

金太过的年份也罢，都会有肝受邪的病症出现。肝胆受邪，特别是受金之克，就会出现两胁下疼痛，其实在我们治疗感冒的时候，就会发现，只要稍微延迟了感冒痊愈的速度，就会往两胁下发展，另外，如果燥湿的药物用得太过，也会出现肝血受伤，这个时候就会出现两胁下疼。再往深处发展，就会出现少腹疼痛，肝血不足，自然就会眼睛疼痛，眼角出现炎症，有时也会导致耳朵失聪。

如果金太过表现得比较突出，很容易出现肝木受克。大家都知道"肝为罢（疲）极之本"，所以在金克的条件下，很多人就感觉很疲惫，很多时候肺部的问题会引起胸、背双向的疼痛，进一步影响小腹痛，但是这种胸胁不适与肝木不及的症状稍微有一些区别。肝木不及导致的胸胁苦满，主要原因在木，所以只需要补一补就行，而金太过导致的症状，问题主要在金，这个时候的胸胁痛更多的是我们所谓的悬饮。

所以《黄帝内经》认为"甚则喘咳逆气，肩背痛"，不但有胸胁的疼痛症状，有的时候还会出现咳嗽，胸背都疼；由于金克木，导致了筋脉的问题，引起尻阴股膝髀腨等部位的不适，所以很多时候治疗转筋、四肢筋骨问题，会着重考虑使用疏肝理气，或者用一些酸收的药物。

整个庚年，由于金太过，所以会有收气峻切，木被克制，生气得不到发扬，草木生长不畅快，出现很多树干刚长出来就干枯了，很多疾病发生也比较迅速，胁肋部容易出现不舒服，不可转侧的现象。如果咳嗽太过，影响了肝藏血的功能，很多就会出现出血现象，太冲脉不足者，或者摸不到者，死不治。

《素问·五常政大论》："坚成之纪，是谓收引。天气洁，地气明，阳气随阴治化，燥行其政，物以司成，收气繁布，化洽不终。其化成，其气削，其政肃，其令锐切，其动暴折疡疰，其德雾露萧瑟，其变肃杀凋零，其谷稻黍，其畜鸡马，其果桃杏，其色白青丹，其味辛酸苦，其象秋，其经手太阴、阳明，其脏肺肝，其虫介羽，其物壳络，其病喘喝，胸凭仰息。上徵与正商同。其生齐，其病咳。政暴变，则名木不荣，柔脆焦首，长气斯救，大火流炎，烁且至，蔓将槁，邪伤肺也。"

庚年是金太过，所以又叫作坚成之岁。我们一般都知道，寒气主收引，所以寒气重的疾病会出现疼痛、脉紧，但是金太过的年份也是收引，金太过则燥气重，燥气重则天气清明，但是，燥金并不是阳气，而是阴气，所以后世的医家将燥邪归纳为阴邪，这个很有意思，不过《内经》讲"阳气随阴治化"，说的估计就是这个道理，别看燥气明光晃晃，其实还是阴性的，所以汉代将秋天归结为少阴，秋天不是阳，而是阴。燥气司权，则秋天干燥之气大行，而万物开始收成了，因为燥气重，所以化气不足，很多果实都没能正常成熟。

但是，因为金太过的年份，所以金对应的生长化收藏中的收势就比较厉害，给人一种比较严肃的感觉。所以秋天来了，很容易暴折，其实就是现代所谓的肝脏疾病的发作，一般来说金太过的时候，肝胆有疾病，这时死亡的人的特点就是死得很快。秋天对应的德是秋风萧瑟，如果秋来得比较明显，就会有很强的肃杀之气。

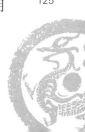

金对应的谷是黍子，对应的动物是鸡马，这个比较有意思，至于如何进一步开发运用，就需要深入研究了。金对应的还有其他许多，比如其果桃杏，其色白青丹，其味辛酸苦，其象秋，其经手太阴、阳明，其脏肺肝，其虫介羽，其物壳络，其病喘喝，胸痛仰息。

当然这种情况也会有对立面，那就是金太过的时候一定有火太过，所以"上徵与正商同"，这个时候其病咳，因为有火刑金，就会出现咳嗽；如果金太过占主导，那么很多大树大木就树叶凋零，但是之后便是火太过的反复；如果出现了火气太过，能够稍微改善金太过给木带来的问题，但是这时就很明显地有火刑金，肺受伤。所以在五运六气的体系内，不管太过不及，都是不好的，最终都或多或少受到一些伤害。

八、辛年干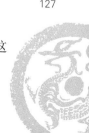

1. 辛年五运主要矛盾

中医将通常的五行分成阴阳，这是很有意思的事。比如，同样是金，有阳金，有阴金，阴金就是辛金，是不及的，阳金则是庚金，是太过的。

辛年很有特色，因为辛金化水之后，是不及的。按照中运水不及的过程推理，就会有主运金太过，土不及，火太过，木不及，因为火太过，而水不及，所以这一年容易出现的就是火的反侮。

因为水不及是这年的主要原因，土虽然也不及，但是还是会克害不及的水，这也是这年出现的一个大矛盾。

土虽不及，但是相对水来说，还是太过，所以这年的长夏季节还是容易出现肾病，水肿、风水等疾病都会加重，面对这种情况治疗的方法主要就是从补肾入手，祛湿。

另外，木不及肯定有火太过，土不及，金太过，所以木与金之间还有一对矛盾，这个矛盾就是木不及、金太过之间很难平衡。

因为主要原因是水不及，对应于人体则是肾脏太虚，这种情况下就必须补肾；而金木之间的矛盾也需要通过不及的肾来调节，所以辛年最大的养生和治病要点就是补肾。至于其他的问题，都是其次的。

2. 辛年的气候特点

辛年根据太少相生的原理，可以推导出中运是水不及，很多人认为这一年出生的人会出现肾虚的现象，其实也没有错。但是，因为这个只是考虑了天的因素，没有考虑其他因素，所以并不是非常准，需要考虑天地人三重因素之后，再断定体质，准确性更高。

辛年的水不及，导致了金太过，土不及，火太过，木不及，这个顺序与庚年其实是一样的，但是根本原因又不一样。在庚年，金太过是主要因素，但是在辛年，水不及是主要因素，所以它俩的主运类似，但是客运又不一样。

比如，庚年的第一个主运是木不及，客运是金太过。金克木，就会导致很多肝胆疾病。而辛年的第一个主运虽然是木不及，可是客运是水不及，这样的话，虽然木不及，有水来生，这样就会相对没有那么失衡。第一个主运是木不及，本来就有一些倒春寒，但是水不及，则说明寒水会少一些，稍微有点温暖的冬天的感觉，所以辛年的倒春寒与庚年的倒春寒是不一样的。庚年的倒春寒，因为有金太过作为燥气，很多地方可能会出现春旱，比如没法种小麦之类的，而辛年的春天则因为水不及，虽然也有干旱的可能，但是不会那么明显。

辛年的夏天，主运还是火太过，客运还有木不及，木虽然是不及的，但是可以生火，所以火太过加上木材，就会变得异常热，夏天异常热，还有木不及，这种气候就适应于春天发芽、夏天生长的植物。可以好好种植一些采收叶子的植物，比如我们以前就经常种植一些烟草之类的，还有一些畜牧草。但是，因为木不及，所以一些需要分蘖的植物，这个时候就难了，比如我们种植的水稻，一般在立夏左右种下去，种下去之后，因为木不及，分蘖就少，这个时候就需要在种植的时候多种几株。本来辛年的春天就有木不及的现象，所以春天插秧，分蘖不完全，夏天还有一个木不及，也不利于分蘖，这一年的秧苗在大田里就会长得很好，但是非常稀疏。

到了长夏季节，因为有土不及的主运，还有一个火太过的客运，土不及本来就是湿热之气不足，很多果实也化不及，不能很好地成熟，再加上一个火太过，偶尔有一些热的时候，但是闷热的时候还是比较少，也容易出现呕吐等情况。很有意思的一个点是，在太素脉法中，脾胃脉不足，往往表现为财运不好，收成不好，而呕吐的出现，表示很多人也会有财运。食运不好，即现代人所谓的财运，其实古代叫作禄运。从中医的角度来说，其实是一个归为己有的过程，对于很多东西来说，不能变成自己的组成部分就是没有意义的，所以很多人瘦，就是因为脾胃不能吸收，很多营养都排出体外了。

长夏过后，就是金秋，辛年的金秋主运还是金太过，但是客运是土不及，所以干燥的气息很浓重，这个时候本来容易出现脾胃不适的现象，但是因为金克木，所以反而会好一些。另外，土生金，增强了金的燥性，所以这一年的秋天还是要注意肝胆疾病。除此之外，还需要注意一些特定地点的火灾，按理来说火灾应该出现在相应的地方，但是这个地点太难总结了，所以《黄帝内经》也没有说明白，只是指出了研究的方向而已，不过这个方向已经很有意思了，对于我们以后深入研究有很好的指向性作用。

辛年的冬天，主运水不及，同时还有客运的金太过，所以金会生水，此时的水不及反而表现得没那么明显，另外辛年的冬天会相对干燥一些，而冬天干燥很多时候就是伴随着结冰，伴随着昼夜温差大。不过，水不及的气候特点就是暖冬，所以这年的冬天不至于太冷。

3. 经文释义

《素问·气交变大论》："岁水不及，湿乃大行，长气反用，其化乃速，暑雨数至，上应镇星。民病腹满身重，濡泄寒疡流水，腰股痛发，腘腨股膝不便，烦冤，足痿，清厥，脚下痛，甚则胕肿，藏气不政，肾气不衡，上应辰星，其谷秬。上临太阴，则大寒数举，蛰虫早藏，地积坚冰，阳光不治，民病寒疾于下，甚则腹满浮肿，上应镇星，其主黅谷。复则大风暴发，草偃木零，生长不鲜，面色时变，筋骨并辟，肉瞤瘛，目视𥄤𥄤，物疏璺，肌肉胗发，气并膈中，痛于心腹，黄气乃损，其谷不登，上应岁星。"

辛年水不及，但是反而有湿气大行，其实这个就比较有意思了，湿气与水不是一回事，水是寒的，湿气是湿热的，对于这个我一直主张湿邪是暑湿，而水是寒湿，所以在水不及的年份，因为水不及，所以土克水，这个时候就会出现湿气横行，比如尘雾就是湿气横行的一个表现。

水不及，所以土就会相对而过，"其化乃速"，虽然此时的土还是不及，但是相对于水不及，会表现出湿气重，所以说"暑雨数至"，在这一年应该会有"上应镇星"在亮度和停留的时间上的相对太过。而针对水不及，土克水，这个时候就会有肾病，在现实生活中，也很有意思，"民病腹满，身重濡泄"，寒水是很难伤肾的，但是湿热伤肾很厉害。其实这个就是一个习惯问题，比如我们夏天就喜欢贪凉，而贪凉就会导致肾受伤，但是冬天天寒地冻，很少有人会在水中度过，也就很少有人因为寒气受伤。

因为水不及的缘故，所以肾受伤，肾受伤，则很多疾病犯了。比如，肾水本来可以克制心火，只要心火太旺，就会得疮疡，所以很多时候补肾是防治疮疡的最好办法。我小时候，夏天一般容易长痱子，但是我父亲每年夏天都会事先让我们吃一顿用生地黄、玄参、麦冬熬的汤，吃完之后就不会长痱子，也不会发疮疡，其实这个就是补肾水可以防治疮疡的原因。所以在水不及的年份，也会出现"寒疡流水，腰股痛发"等症状，甚至还有的人会"腘腨股膝不便"，各种疮疡发生。

除此之外，还会有很多肾虚的症状，我们知道心烦躁是因为心火的缘故，但是还有一种烦躁，那就不是心火的问题了，而是肾虚，所以《内经》说"烦冤、足痿、清厥"，更有甚者"脚下痛，甚则跗肿"，即脚跟痛，有的时候脚背还会肿胀。

所以说，辛年是"藏气不政，肾气不衡"，什么是政？政者，正也，这是孔子的解释，但是我们从《内经》文本的意思，可以看出，这个政也是正的意思，那么正又如何解释呢？当其位则正，不当其位则邪，所以藏气不正的意思就是冬天该冷不冷。

"上应辰星"，水不及的气候，可以通过天上的辰星来观测。其谷秬，按照现代的说法，这种谷就有点类似于我们的黑米，长得有点黑，但是具体是现代的什么，大家可以权且当作黑米。肾主水，水不及，所以就是黑色的谷子与其对应。如果这年的司天是太阴，也就是说在泉是太阳寒水，那么"上临太阴，则大寒数举，蛰虫早藏，地积坚冰，阳光不治，民病寒疾于下，甚则腹满浮肿"，太阳寒水在泉，也就是下半年以寒水主令，所以会有冬天的寒气大举，虽然有水不及，但是在泉的力量还是会加强冬天的寒冷，蛰虫在这个时候也会提前进入冬眠状态，很多河流都会结冰，寒性疾病发生概率就相对高一些。

水不及，则会有木太过的情况出现，这种就是我们知道的复，"复则大风暴发，草偃木零，生长不鲜，面色时变，筋骨并辟，肉𥆧瘛，目视𥇀𥇀，物疏璺，肌肉胗发，气并膈中，痛于心腹，黄气乃损"，当水不及被压制得很过的时候，就会出现木太过的情形，也就是风气突变，所以很多草木都凋零了。这个时候的表现其实就是木太过，木太过就会伤着脾，脾受伤则肉跳动，肝也容易受伤，所以也会有筋骨方面的问题。肝太过有时也会表现出视力问题，木克土，所以心腹痛，因为天地之间的土气得到了抑制。

《素问·气交变大论》："水不及，四维有湍润埃云之化，则不时有和风生发之应。四维发埃昏骤注之变，则不时有飘荡振拉之复。其眚北，其脏肾，其病内舍腰脊骨髓，外在溪谷踹膝。"

在水不及的年份，如果四维有湿气太过的现象，那么就会出现风气发生，大雾过后便有大风；如果四维有滂沱大雨，那么也很容易出现大风，大风大雨同时出现。这一年，出现差错的地方主要是北方，对应的是肾，而肾出问题主要就是腰腑与骨髓的问题，在四肢就是关节。

《素问·五常政大论》："涸流之纪，是谓反阳，藏令不举，化气乃昌，长气宣布，蛰虫不藏，土润水泉减，草木条茂，荣秀满盛。其气滞，其用渗泄，其动坚止，其发燥槁，其脏肾，其果枣杏，其实濡肉，其谷黍稷，其味甘咸，其色黅玄，其畜彘牛，其虫鳞倮，其主埃郁昏翳，其声羽宫，其病痿厥坚下，从土化也。少羽与少宫同，上宫与正宫同，其病癃闷，邪伤肾也。埃昏骤雨，则振拉摧拔，眚于一，其主毛湿狐貉，变化不藏。"

水不及，所以叫作"涸流"，冬天该冷不冷，有点暖冬的气息，所以从这个角度来说，可以叫作反阳。而藏气之令不能发挥作用，土气横行，火太过，所以夏天也会有火气大的气候特点。冬天暖，则蛰虫不藏，不冬眠，湿气足，所以土润，不会出现干燥、地开裂等情形。但是，泉水会相对少一些，因为水不及必然有火太过，所以夏天的时候草木条茂，荣秀满盛。因为土也不及，所以气滞的表现会比较常见，在治疗上可以着重考虑淡渗之药。因为水不及，所以肾

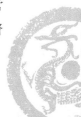

容易出问题，肾为作强之官，所以肾虚的人一般动作都比较缓慢，所谓的"其动坚止"，而金太过，所以容易干燥，树木容易枯槁，而果实成熟不够，所以看起来会比较软绵绵的，水不及对应的谷为黍稷，味以甘咸为主。

水不及，主要还是体现在两方面，一个是土会克害之，一个是火得不到很好的压制，所以出现埃郁昏翳，尘雾严重，肾受到严重的损害，所以会有痿证、下肢不用等疾病。少羽与少宫同，水不及与土不及同时存在，土太过与土正常也同时存在，容易生癃闷之病，邪伤肾也。埃昏骤雨，如果土表现为太多，出现了湿气重，那么木则会复，则有振拉摧拔，灾祸主要出现在"一"这个数，因为天一生水，"其主毛湿狐貉"，野生动物的皮毛都湿了，这种情况一般是长时间地下雨，湿气重，所以表现为土太过，变化不藏。

九、壬年干

1. 壬年的主要矛盾

壬年是一个开始，大家可能对甲有特别的感情，认为甲是第一位的，是开始。但是壬也很重要，有一个叫作大六壬的奇门术，其中为什么命名为大六壬，就跟壬年化木，木为四季之始有关。

壬年化木，人是裸虫，属土，所以壬年对于大多数人来说都是不利的。

另外，壬年还必须特别注意，这年很多疾病会发生，不少瘟疫也是这年发生，李东垣的脾胃学说也是壬年创建的，因为壬年出现了大量的瘟疫，需要用补脾胃的方法来治疗，这个是非常重要的。如果大家不了解五运六气，就不会明白为什么补中益气汤可以治疗瘟疫，也不会明白为什么有的瘟疫不能用补中益气汤。

历史上，很多人的学说的提出是有运气学基础的，如果不明白运气学基础，就会掉进古人设计的圈圈里面出不来。

壬年化木，中运木太过，于是主运有火不及，土太过，金不及，水太过，而主要矛盾就是土木之间的相互克害，所

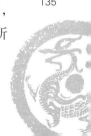

以李东垣在治疗时就以柴胡泻肝，而用白术、人参之类的补脾；针对金不及，还有黄芪补肺气，总的算起来还是调节主要的肝木与脾土之间的平衡。其实这年还有一个矛盾，那就是水克火，水太过，很容易就伤到心火，李东垣的补中益气汤中又用了当归补肝，在补肝、泻肝之间权衡，其中木土之间的矛盾是主要矛盾，次要矛盾是水火之间，所以泻肝为主，补肝为辅佐。

肝木太过，很容易肝阳上亢，所以壬年要特别注意头脑疾病，比如"忽忽善怒，眩冒巅疾"，对于高血压、头晕的病人来说，这一年是比较难过的。

2. 壬年的气候特点

壬年是一个比较特殊的年份，因为历史上有一年因为壬年，发生了瘟疫，诞生了中国医学史上的名著《脾胃论》，所以对这一年的气候条件我们要非常熟悉，而就在我们了解的近几年中，也有一个壬辰年（2012 年），跟李东垣所处的那个特殊的年份的运气条件是一致的。

壬年中运是木太过，所以可以推断出一系列的其他问题，从主运第一步木太过推出火不及，土太过，金不及，水太过；而客运依次是木太过，火不及，土太过，金不及，水太过。关键就在这里，第一步运，主运是木太过，客运也是木太过，所以那年的春天会异常的温暖，再加上前一年是辛年，冬天也是暖冬，"冬不藏精，春必病温"，所以壬辰年的春天，很多人得温病，刚好同时，又是战乱频繁的年代，所以李东垣那年着重治疗了瘟疫，写成了《脾胃论》。

春天温暖，夏天就相对没有那么热了，因为两个火不及，即主运、客运都是火不及，因为火不及，反而会有一些水克火的现象存在。所以夏天一般要考虑的不是皮肤病，不是湿疹，而是心脏病，这个也是比较有意思的。一般来说，夏天是治疗心脏病的最好时节，即所谓的冬病夏治规律，但是在这一年却不太好使，也许这一年夏天也需要用到大量的附子、干姜之类的性热之药。

夏天之后，便是长夏，长夏的运气条件是土太过，客运也是土太过，所以这一年的长夏会有很多问题，因为土太过主要的问题就是克肾水，长夏会出现很多因为肾虚导致的疾病。当然，对于土太过这个特点，最明显的就是桑拿天，而南方则是湿热交加，雾气大起。

金秋时节，因为由土太过顺推必定是金不及，金不及就会容易有火反复，所以这年的秋老虎比较明显，虽到了秋天但秋天的气息还不浓重。所生之病主要是因为火克金导致的气短等问题。

金不及，顺推则有水太过，所以那年的冬天将出现蛰虫早伏，流水结冰，寒冽之气来得异常早，最要注意的就是心脏病、风湿性疾病等寒性病因为主要因素的疾病。

3. 经文释义

《素问·气交变大论》："岁木太过，风气流行，脾土受邪。民病飧泄，食减体重，烦冤、肠鸣、腹支满，上应岁星。甚则忽忽善怒，眩冒巅疾，化气不政，生气独治，云物飞动，草木不宁，甚而摇落，反胁痛而吐甚，冲阳绝者，死

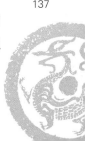

不治，上应太白星。

壬年是丁壬化木，木太过，所以说风气流行。风气是一个善变的病理因素，所以风气一般还代表着气候变化无常，有空气的对流就会有气候的变化，这就是中医所说的风气或者说厥阴风木之气。

而对于脾胃而言，脾胃主化，化就是变化的，当变化的范围超出了脾胃的主观范围，那么就是不正之气，所以风太过则脾土受邪。脾胃受邪，最容易出现的就是肠胃疾病，所以说民病飧泄，脾胃虚弱，则胃口减弱，脾主四肢、肌肉，所以出现体重，烦冤、肠鸣、腹支满等症状，对应的天象则是岁星。如果木太过同时加强，比如在春天主客运都是木太过，那就会出现怒发冲冠的现象，所以说甚则忽忽善怒，眩冒巅疾。脾胃的运化之力不够，化气不政，生气独治，导致了天上的云被风吹着走，云物飞动，草木不宁，甚而摇落，因为肝胆疏泄太过，导致了金来复仇，胁痛而吐甚，冲阳脉如果消失了，没有了力气，就会难以治疗。

《素问·五常政大论》："发生之纪，是为启陈。土疏泄，苍气达，阳和布化，阴气乃随，生气淳化，万物以荣。其化生，其气美，其政散，其令条舒，其动掉眩巅疾，其德鸣靡启坼，其变振拉摧拔，其谷麻稻，其畜鸡犬，其果李桃，其色青黄白，其味酸甘辛，其象春，其经足厥阴、少阳，其脏肝脾，其虫毛介，其物中坚外坚，其病怒。太角与上商同。上徵则其气逆，其病吐利。不务其德，则收气复，秋气劲切，甚则肃杀，清气大至，草木凋零，邪乃伤肝。"

木太过的年份，就叫作发生之纪，这一年叫作启陈，这个启陈与《素问·四气调神大论》的发陈有异曲同工之妙。木本来就是疏土的，如果没有木疏土，那么土就是死土，是没有生机的土，但是木太过，土会太疏松，且营养不够，所以木太过的年份土疏泄，苍气达，木疏土，而其后温和，所以阳和布化，木为生发之气，其余气随之而动，整个气候表现出生机勃勃，万物以荣。

木对应的生长化收藏之气中的生，"其气美"，什么叫作美？孟子说"可欲之谓善，有诸己之谓信，充实之谓美"，所谓的其气美，就是生长之气非常充实。因为木太过，主疏泄，所以对应的政就是散，对应的令就是树木的条舒，生物如此，自然天地之气亦如是。

木太过，则动掉眩巅疾，所以后世的医家说"诸风掉眩皆属于肝"，木不及则肝容易出问题，木太过肝也会出现问题。木太过，风大，自然就会吹树木，产生一些非常美妙的声音，所以说"其德鸣靡启坼"，但是风再大，就变成了破坏性的了，"其变振拉摧拔"，一般情况下，风中等的大，则山林会有各种美妙的声音，而风太过，则会有树枝折断，甚至连根拔起的灾难。

五行之木，对应的谷为麻稻，对应的禽兽则是鸡犬，鸡为木之禽，与现代的研究其实是非常一致的，因为木太过的主要气候特点就是天气变化无常，而这个时候最容易出现流行感冒，而鸡汤就可以治疗流行感冒。

木对应的果为李桃，对应的色是青黄白三种，为什么会

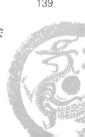

出现这三种颜色？木太过，土太过，它们之间还打架，所以需要金来救驾，所以针对性地就会出现这三个五行，同样在味上对应酸甘辛。如果出问题，就是春天，对应的经络就是足厥阴、少阳，主要是肝胆经，对应的脏为肝脾。木太过的年份，长出来的果实会有坚韧之性，这个殊难解，不过古人观测到的这个，应该不会错。"太角与上商同"，木太过与金太过同时出现，同时出现火气反复，则病气逆，或者病吐利，这就是木金火同时太过容易出现的疾病状态。如果木太过没有得到很好的节制，则大自然会有金气反复，秋气劲切，严重时则表现肃杀，天地间清气大至，秋天的草木凋零，甚至在夏天也出现草木凋零，邪乃伤肝。

十、癸年干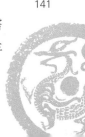

1. 癸年的主要矛盾

癸是天干之中最后一个天干，癸比较特别，因为《黄帝内经》有提到天癸，是其他天干没有的待遇，天癸其实就是至阴之水，专指女性的月经，因为女性本来就是阴，再加上女性可见之血，就是阴中之阴，是至阴。

在十天干之中，癸是最后一个，也是阴性天干，所以也可以说是至阴之物。癸年化火，而且中运是火不及，其他主运是木太过，土太过，金不及，水太过，其实这年的主要矛盾就是水克火，由水太过克火导致了胸痹、胸胁痛等疾病。

癸年的心脏病与丙年的心脏病是不一样的，丙年的心脏病是水太过，火也太过，这样的话要想使水火之间的矛盾变小，既要泻水，又要泻火，就好比两个孔武有力的人打架，治疗的方式是两个人都需要泻一泻，如果只泻一个人，另外一个人就会反过来打了。如果两个力量悬殊的人打架，劝架的只需要把占上风的劝住就行了，或者帮助打不赢的那方即可。

所以癸年的心脏病主要是水太过克火不及，水火之间需要一个重要的因素，那就是木来通关，癸年的心脏病与丙年的心脏病就有这样的差别。

在心脏病的治疗过程中，有一大部分的心脏病其实是因为肝脏的不及导致的，也就是说在治疗心脏病的时候很多时候需要考虑补一补肝，或者疏肝理气，比如在方中加入乌梅、柴胡、吴茱萸等药物。

2. 癸年的气候特点

癸年是阴年，戊癸化火，所以这一年的中运是火不及，由火不及可以推测出主客运的规律，主运是木太过，火不及，土太过，金不及，水太过。而客运则是火不及，土太过，金不及，水太过，木太过，根据这个我们可以推测出癸年的整个一年的气候特点。

春天的气候主要表现在木太过，木太过代表的是温暖之气足，也就是说癸年的春天比往年更温暖，是一个典型的暖春，暖春到来，则会有诸多问题，比如温病，气候变化也最多，所以我们小时候一遇见暖春，往往要感冒很久，而且这种感冒还是难以避免的，有的时候就是流行感冒。

暖春季节还有一个要命的就是客运火不及，也就是说春天有的时候也会来两天冷的日子，这个时候就是各种感冒发生的契机，暖的时候易患温病，而冷的时候又变成了易患伤寒感冒，所以感冒一直在，比较烦人。

夏天来了，由于主运第二步火不及，所以主要的气候就是凉夏，甚至有的时候夏天过完了，才感觉到夏天，其实这个时候已经不是夏天了，而是长夏，也就是桑拿天。夏天火不及，自然就会气候相对比较凉快，但是别忘了中国是农业大国，凉快的日子，禾苗不长，特别是有的禾苗不分蘖，这就很要命了，很多植物就减产了。不过，客运是土太过，能够稍微弥补一下火不及。

长夏季节，主运土太过来了，主要的气候表现就是北方桑拿天厉害，而南方则是雨水足，湿热之气非常旺盛。对应的庄稼则结果非常好，只不过，因为夏天火不及的缘故，很多植物此时分蘖不够，因为阳光相对充足，而长夏季节结果就能充分利用好阳光，故而果实少而精。产量是减下去了，但质量上来了，所以农业生产有的时候也是很有意思，有的时候产量、质量都很高，有的时候产量高，质量不好，有的时候质量、产量都不行。

长夏过后就是金秋，因为主运金不及的缘故，所以金秋也比较热，出现秋老虎是大概率的事件，金不及，火不及，所以肺的毛病倒是没有那么明显，另外还有一个客运是水太过，水太过又受金之生，所以偶尔也有寒雨，只不过这种时候相对较少而已。这种秋天，就是一场秋雨一场寒的特点，秋雨之后，气候又倒回原来的酷热难当。

冬天主运是水太过，对应的还有木太过的客运，主运水太过本来很容易导致心脏病，但是中间还有一个客运木太过，可以泄水生火，所以心脏病倒不是非常的严重。冬天水太过，意味着是寒冬，所以在这一年的冬天可以提早买好一些防寒设备，做生意的也可以从中赚到一定的利润。

3. 经文释义

《素问·气交变大论》："岁火不及，寒乃大行，长政不

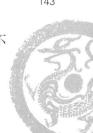

用，物荣而下。凝惨而甚，则阳气不化，乃折荣美，上应辰星。民病胸中痛、胁支满，两胁痛，膺背肩胛间及两臂内痛，郁冒蒙昧，心痛暴喑，胸复大，胁下与腰背相引而痛，甚则屈不能伸，髋髀如别，上应荧惑、辰星，其谷丹。复则埃郁，大雨且至，黑气乃辱，病鹜溏腹满，食饮不下，寒中肠鸣，泄注腹痛，暴挛痿痹，足不任身，上应镇星、辰星，玄谷不成。"

火不及的年份，则寒气重，这个寒气重不仅仅是冬天，但是冬天是主要表现，夏长之政不用，植物的生长不能得到很好的开展，如果气候异常寒冷，"凝惨而甚，则阳气不化"，阳虚的疾病多发，有的时候会促使很多茂盛的植物无生机，对应的天象是辰星，也就是水星。最容易患的疾病就是心脏病，所以出现胸中痛、胁支满，两胁痛，膺背肩胛间及两臂内痛，郁冒蒙昧，心痛暴喑，胸复大，胁下与腰背相引而痛，甚则屈不能伸、髋髀如别等心脏病的症状，同时也是各种风湿关节炎发病的时机，对应的天象则是荧惑星、辰星，所以这一年需要多吃红色的五谷。如果火之子土来复，则埃郁，大雨且至，湿气大至，这种湿气是湿热之气，能够克害肾水，所以说黑气乃辱，如果是寒湿占上风，则病鹜溏腹满食饮不下，寒中，如果是湿热之气为主，那么就会肠鸣泄注，腹痛暴挛痿痹，甚至会出现足不任身、痛风等症状，对应的天上的星象就是辰星、土星。

《素问·气交变大论》："火不及，夏有炳明光显之化，则冬有严肃霜寒之政。夏有惨凄凝冽之胜，则不时有埃昏大雨之复。其眚南，其脏心，其病内舍膺胁，外在经络。"

本来癸年夏天主运是火不及，如果夏天反而出现了火太过，那么寒冬将会更加严峻，如果夏天寒冷异常，那么水克火太过，子土便复，也会有埃昏大雨的变化，容易出现灾难的是南方，对应的脏腑是心脏，病主要表现在胸胁，也会表现在经络的不通上。

《素问·五常政大论》："伏明之纪，是谓胜长。长气不宣，藏气反布，收气自政，化令乃衡，寒清数举，暑令乃薄，承化物生，生而不长，成实而稚，遇化已老，阳气屈伏，蛰虫早藏。其气郁，其用暴，其动彰伏变易，其发痛，其脏心，其果栗桃，其实络濡，其谷豆稻，其味苦咸，其色玄丹，其畜马彘，其虫羽鳞，其主冰雪霜寒，其声徵羽，其病昏惑悲忘，从水化也。少徵与少羽同，上商与正商同，邪伤心也。凝惨凛冽，则暴雨霖霆，眚于九，其主骤注，雷霆震惊，沉黔（音"阴"，义同）淫雨。"

中运火不及，所以叫作伏明之纪，火代表明，也代表热，所以这一年代表太阳不给力，而寒气比较盛，藏气胜长气。长气不宣，藏气反而得到了很好的开展，而火本来是克金的，现在火不及，所以金虽说也是不及，但是能够正常发挥自己的功能，所以说收气自政，土变成了太过，所以化令乃衡，能够成为整个自然界的标准，因为它能克水，是水之君，能够救火，土的化气就像一个权衡，就像法院一样。

水太过，对应的是寒气，所以说寒清数举，而长夏的暑令乃表现突出，化气得到了很好的开展，春天太过，所以生，夏天气候较寒冷，所以生而不长，火不及，所以成实而稚，果实不能非常饱满，但是到了长夏季节，遇化已老，最好的时机已经错过了，到了冬天，严寒来逼，阳气屈服，所以蛰虫早藏。

对于火不及的年份，寒气重，阳气被郁，所以很多人容易患心脏病，心脏病的发病特点就是迅速，而且变化多端，发作就会有心痛。对应的果是栗桃，那一年可以多吃栗子补肾，也可以多吃桃，但因为夏天火不及，果实不能充满，所以络濡，摸起来软绵绵的。对应的谷是豆稻，对应的味道是苦咸，对应的气色是玄丹，对应的畜为马与彘，即马与猪，但是按中国的传统，马是很少用来吃的，所以一般以猪肉为主。

对应的虫为羽鳞，也就是说那一年对应的虫是鸡鸭鹅等羽虫，还有鱼等，具体是这些虫兴盛还是衰弱，就没有交代，这个也需要我们在生活中观察，总结。

冬天主运水太过，寒湿之气重，所以其主冰雪霜寒，寒冷的气候对应的天地之声便是徵羽，因为水太过，克心火，心血不足，很容易病昏惑悲忘。这一年的火不及，只能从水化。邪气伤心，则出现胸痹等症状，而主要问题还是凝惨凛洌，则暴雨霖霆，一则是体内之寒，二则是自然界之寒，两寒相感，疾病加重。眚于九，"天四生金，地九成之"，火不及的年份，灾祸在金，这个殊不可解，以待来哲。因为冬天主运水太过，同时还有客运木太过，所以气候变化往往比较剧烈，大家都知道在冬天往往是没有雷的，而夏天有雷，所以在水太过的年份，夏天的特点偏向于沉阴淫雨，即夏天有冬天之令。

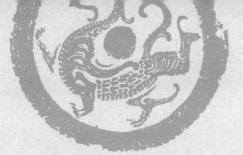

第五章

五运六气的
临床运用

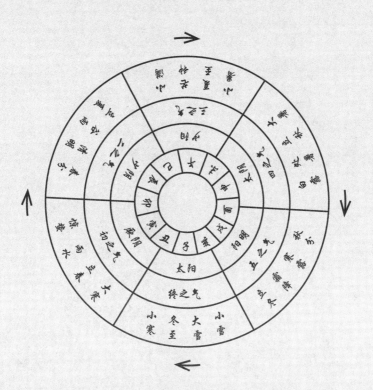

一、治疗皮肤病的主要方剂

长期在临床的医生朋友们可能都已经观察到了，从2018年开始出现了大量的皮肤病、咳嗽等疾病。原因为何？肯定与季节气候有关，这就是2108年特别的气候特点，很多皮肤病高发，原因可以是多种多样的，但是基本上可以通过五运六气来分析，得出其中的病因病机，然后择方施治，就可以达到很好的治疗效果。

在进入正题之前，先插一句话，那就是，绝大多数的学中医不精的人看了几本书之后，便觉得世间无病不可治，但是用了方之后，便说无方可用，甚至一些宗师级别的老先生也感慨古方不能治今病。事实上，很有可能孙思邈记载某个方效如桴鼓其实是在某一个气候条件下的，但是我们却始终认为是无条件地使用。在这种情况下，我们就会觉得被骗了，被古人骗了，从而认为古人打诳语。

其实，看病必须综合天地人三要素，天有气候的差别，地有地域区别，人更是千奇百怪，有的是先富后穷，有的是先穷后富，也有生活习惯的变化，导致了疾病，等等。所以，治病不仅仅是一个临床上医生所谓的"辨证论治"那么简单，涉及方方面面。但是，辨证论治又是最为简单直接的方法，很多人就以为这就是中医的核心，就以为这就是中医的全部，这就很坏了，坏掉了中医的基本精神。

对于2018年的皮肤病，我们先不管人如何，最重要的是看天，按照五运六气的气候推算，2018年的总体运势是

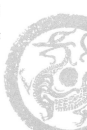

火太过，太阳寒水司天，太阴湿土在泉，火与水湿一起，造成了全年的疾病特色。

如果因为火太过，火克金，导致肺金被伤，所以必须泻火，必须用寒凉的药物；如果是因为太阳寒水在表，这就是寒湿在表，必须考虑用性温的药加以发散，只有这样才能达到除湿的效果；如果是太阴湿土，那么会涉及下焦水湿气化不利。这三者将是2018年皮肤病的主要原因，所以治疗时必须严加考量。

【湿疹第一方：温清饮】

温清饮是由两个方组合而成的，《外台秘要》的黄连解毒汤加上《太平惠民和剂局方》的四物汤两个方综合起来，主要治疗的证本来是妇科崩漏，但是后来被人们运用于治疗各种皮肤病，特别是日本人，治疗起来还非常有效果。

温清饮主要成分是熟地黄、当归、白芍、川芎、黄芩、黄连、黄柏、栀子。很明显可以判断这个证型的皮肤病有一定的阴虚倾向，也就是说大多数时候会出现四肢手脚心发热，胃口大，皮肤病遇见高温就会加重；同时还有的症状则是左右关脉有滑象，或者整体脉都见洪大、滑脉，舌苔有点腻，还含有黄苔，并且容易出现失眠、烦躁的情形，严重的还有出血等情形。

温清饮治疗的疾病，很多都是湿疹，在湿疹没有明显的左关脉浮滑的情况下使用，可以得到非常满意的疗效。对于2018年的皮肤病来说，出现怕热、壮热等情况就可以使用，如果有左右脉浮的话，最好不要使用此方。

此方只有肾虚的情况及中焦有热才可以使用，跟 2018 年火太过、水不及是非常好的对应关系。但是，不要忘了 2108 年的寒湿也很重，所以一旦有四肢冰凉的情形，就不能吃温清饮了。

【湿疹第二方：龙胆泻肝汤】

龙胆泻肝汤是治疗肝胆湿热的非常有名的方，《医宗金鉴》早就有所记载，本方主要由栀子、柴胡、泽泻、龙胆草、黄芩、当归、熟地黄、木通、车前草、甘草组成，大家都知道所谓的肝胆湿热其实就是肝胆经循行的地方出现了问题，此时就可以使用。

这个方主要由三个方面的药组成：一组是滋阴的，比如熟地黄、当归；有一组则是祛湿的，泽泻、木通、车前草，还有一组则是去热的栀子、柴胡、黄芩、龙胆草，这三组药组合在一起，就可以很好地将人体肝胆湿热祛除，所以用这个方治疗各种疾病时，务必确定，这些湿热是来自肝胆的。

如何确定用这个方？按照五运六气来说，就是少阳相火旺盛的时候，第四个主气即少阳相火（个人意见，第三个主气为太阴湿土，第四个主气为少阳相火），即可以找机会使用；除此之外，在出现了口渴、口苦，左关脉浮滑的情形下，还有阴部瘙痒、湿浊很明显的情况下也可以使用。

临床上，一般判断正确，则使用龙胆泻肝汤可以立竿见影，当然如果不懂脉象，就很惨了。很多日本人用方药就是试，根本不是辨证脉论治，所以吃五天温清饮无效，再吃五天龙胆泻肝汤，又无效，患者被折腾得可惨了。

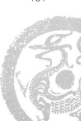

【皮肤瘙痒第一方：消风散】

在《外科正宗》与《医宗金鉴》之中都有关于消风散的记载，它们记载的组成虽然有一定的差别，但是大体上是一致的。消风散一直以来也是我用来治疗各种皮肤病的主打方，但是古书只记载某病用某方，并不会详细记载脉象等很重要的参数，所以很多时候，对我们来说都是考验。

消风散主要由当归、荆芥、生地黄、防风、苦参、苍术、蝉蜕、胡麻仁、牛蒡子、知母、石膏、木通、生甘草等组成。

消风散可以说是一个比较全面的方子，既有上中下三焦的除湿药，又有理血之药，还有去热的药。防风、荆芥、苍术、蝉蜕、牛蒡子是宣透的药，主要祛除上焦的湿气；苦参、知母、石膏则以燥湿为主，祛除中焦湿热；木通则除下焦湿热，而当归、生地黄则补血滋阴，综合起来可以治疗各种皮肤病。

可以说，整个方还是以上焦除湿的药为主，所以治疗的皮肤病偏向于上焦为主，治疗时如果有脉总体偏浮，再加遇热加重则可以着重考虑，只有符合这些条件，使用起来才效果非凡。如果是尺脉浮，其余脉没有浮象，则不可使用此方，同样，如果是左右关脉浮滑也不可使用。

【寒湿型皮肤病方：祛风败毒散】

前面介绍的方，其实都有一个特色，那就是适应于有热的病症，所以必须加入一些辛凉的药，或者苦寒的药，但是有的时候皮肤病并不一定因为湿热，还有可能是寒湿所致。

祛风败毒散就是一个专门为寒湿型皮肤病设计的方，主要组成是羌活、独活、荆芥、白僵蚕、蝉蜕、赤芍、枳壳、连翘、薄荷叶、牛蒡子、苍术、柴胡、前胡、川芎、甘草；整个方就三类药，一是发表的独活、羌活等药，一类是理血的赤芍、川芎，还有一类就是解毒的药，包括柴胡、前胡、甘草、枳壳等。这个方的组成其实并没有太多的章法，只是一锅烩，但很多时候还是有很好的作用。

其实，这个方是来自于人参败毒散，但是又没有人参，因为皮肤病加入一点人参，其实就不好了，很多人反而会加重。其中最重要的是加了柴胡、前胡、枳壳，这也是此方叫作败毒散的根本原因。

这个方的妙处在哪呢？前胡、柴胡、枳壳、赤芍，其实就是一个四逆散，对于体内有郁火导致的四肢冰冷，或者肺气不宣就有很好的作用；另外，还有性温的发表药，对于阳虚导致的寒湿重也有很好的作用。

其实，祛风败毒散就在祛风与败毒两个方面重点治疗，所以这个方的重点必定有"畏寒"，还有四肢冰冷，同时还有脉总体偏浮，舌苔比较白腻，只要出现这三者，使用这个方，肯定能得到非常好的疗效。

对于 2018 年来说，特别是下半年，有很多机会用到此方。

【治皮肤起疙瘩方：柴胡清肝汤】

在古代的外科书籍里面，经常记载一些神奇的病案，比如用柴胡清肝汤治疗淋巴问题等导致的疙瘩。其实就是肝经

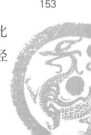

气滞郁结，这种疾病大多数都是因为高烧日久，退烧不利导致的。

所以柴胡清肝汤是治疗热病后遗症的好方。我开始学医的时候，经常看见家父在治疗各种热证反复迁延不愈的情况下，施之以柴胡剂，就可以获得很好的疗效。柴胡清肝汤，其实就是柴胡类方，主要由柴胡、人参、黄芩、川芎、栀子、连翘、桔梗、甘草组成，其实就是柴胡汤加了宣热的药物。

这个方剂主要治疗疾病发病日久，造成了局部结节，同时还有一定的热象，一般会出现左关脉浮滑，或者弦象明显，心烦等症状，如果还有往来寒热则可以作为适用这个方剂的金标准。

【耳鼻喉科疾病用方：荆芥连翘汤】

其实，2018 年除了各种皮肤病外，还有一系列的五官科疾病，比如鼻炎、中耳炎等情况，此时就必须重点考虑很多问题，一般对于头部的疾病都可以通过治风来治疗，荆芥连翘汤就是一个针对众多耳鼻喉疾病的用方。

荆芥连翘汤主要由荆芥、连翘、防风、当归、川芎、白芍、柴胡、枳壳、黄芩、栀子、白芷、桔梗组成；这个方主要是疏肝理血，再加一些清热透热的药，所以主要针对的是肝胆热及郁热导致的耳鼻喉科各种热证。

154 主要适用的指标：脉弦或者左关脉浮滑，舌苔厚而舌质偏红暗，手脚偏凉等。

【便秘皮肤不好主治方：防风通圣散】

我第一次看到这个方，觉得很有意思，为什么会是通圣呢？后来才知道，这个方其实是总结了张仲景的好几个方而成的，有发表的药，也有泻下的药，所以说是表里双解方。此方确实在某些时候有很好的作用，比如对于便秘，纯粹只是通便，不一定能够达到很好的疗效，但是加一些开肺气的药，则疗效显著。

同样，对很多有表证的发热，如果是用发汗的方法，热下去之后，很快又会升上来。如果能够用一点泻下的药，则可以很快地降温，并且疾病也能得到彻底的解决。

防风通圣散主要成分就是防风、川芎、当归、白芍、连翘、薄荷叶、麻黄、芒硝、大黄、生姜、石膏、桔梗、黄芩、白术、栀子、荆芥、滑石、甘草等，根据情况可以调整各味药的用量。

防风通圣散是日本人用来治疗各种疾病的常用方，并且他们还总结了一系列的使用标准，比如对肚脐周围肥胖，皮肤呈现黄色，脉有力洪大，经常性便秘，等等。其实，按照中医来说就是肠腑不通，久不如厕，再加上肺气宣发不畅，导致的各种问题。所以用此方的基本思路就是舌苔黄或者口渴，四肢温而有力，整个人气血充盈，脉洪大有力，至少尺脉是沉按实大，皮肤黄等。

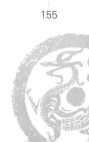

二、治疗皮肤病的灵活小方

前面所讲的基本都是治疗全身性的皮肤病的大方，其实在现实生活中，对很多疾病的治疗其实只需要几味对症的药就可以药到病除。

当然，所有用药物治疗的时候必须辨机论治，所谓的辨机论治，很多人认为只是辨证论治的一个工具，一个过程。事实上，辨机论治是一个比辨证论治更加完善和宏大的体系。人的气机变化跟大自然、人体情志等都有非常密切的关系，所以辨机论治是一个总体概念，至于具体怎么落实，就必须结合不同时期的疾病特点，结合不同的人的身体反应，这样才能真正效如桴鼓。

【治青春痘方：花粉银花甘草蒲公英汤】

我第一次看到这个方是在《傅青主男科》，当时觉得特别有意思，所以记下来了，后来在实践中不断试用，发现疗效非常好。

蒲公英是一味非常重要的清热毒之药，所以对很多水湿导致的毒邪都可以使用，甚至因为感染了病菌导致的皮肤溃烂、久而不愈，也可以使用这味药。

这个方主要由天花粉、甘草、金银花、蒲公英组成，对于很多青春痘都有很好的疗效。《傅青主男科》记载其组成为天花粉、甘草、金银花、蒲公英。

水煎服，一般二剂可愈。

此方消毒大有其功，诸痈诸疽，不论部位，皆治之。在此基础上，还变化出了其他方剂，比如：银花（二两），当归（一两），川芎、甘草（各五钱），桔梗、蒲公英（各三钱），黄芩（一钱）。

水煎服，一般二剂诸症可消。

头疮不可用升提之药，最宜用降火之品，切记之。对于满脸青春痘者，或者满脸通红而发热者，这些方剂都是非常好的对症之方。绝大多数的人治疗青春痘都会用大队苦寒之药，用了之后很快能够得到疗效，但是总是一边治疗一边复发，所以很难彻底治愈。这跟大家对青春痘的认识有关，青春痘按照现代的认识就是雄性激素出了问题，而按照中医的认识则是男科问题，也就是男性特别严重的问题，所以在调节上必须慎重。

其中用当归、川芎这两种药，主要考虑的就是补血，因为会上火，会出现面部青春痘，其实就是中医所谓的风火，治风先治血，没有治疗好血病，是很难完全治愈风病的。另外，川芎的作用主要还是疏通男性的郁结，很多青春痘患者都会情志抑郁，所以疏肝理气是治疗的一个关键。

冬季寒水之气很重，则肤表被闭，火太过，则发越之气很旺，如果一个人再加上情志不遂，那很有可能就会犯青春痘等疾病了。

【治酒渣鼻专方：清上防风汤】

酒渣鼻是非常常见的疾病，一般这种疾病会伴随着静脉曲张，在治疗的时候通常是用宣发透热的方式，在《神农本

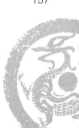

草经》中有一味药就是专门治疗酒渣鼻的，那就是大名鼎鼎的栀子。

栀子花非常洁白，而果实却是黄色的，按照中医五色入脏腑的规律，其实栀子是非常重要的入脾胃的药。事实上，栀子的作用非常多，其中一个最主要的作用就是宣发透热，对于很多郁热在里的疾病，用栀子就可以得到很好的改善。

清上防风汤就是来自《万病回春》的一个很有名气的方，主要成分为栀子、防风、荆芥、连翘、黄连、黄芩、薄荷、川芎、白芷、桔梗、枳壳、生甘草等。《万病回春》记载："面生疮者上焦火也，清上防风汤清上焦火，治头面生疮，风热之毒。"

按照温病学派的理论，风热之邪可以在卫气营血不同的部位，所以要治疗一般也需要考虑到风邪到底在何处，一般来说，一开始风热之邪犯肺，所以发表是非常重要的，通常情况发表就会用辛凉的药，比如薄荷、金银花、连翘等，其实在发表的时候加入一些性温的药，这样发汗才能够彻底，比如加一些荆芥、防风等。

但是，如果邪气进入了气分，那就必须着重用辛凉的药，不要用性温的药。何以鉴别邪气进入了气分呢？主要就看是否高热，是否有明显的口渴，还有的时候会有脉洪大，或者舌质暗红等情形。

清上防风汤很显然就是针对邪气在卫分条件下使用的方剂，而如果邪气进入气分之后再使用清上防风汤，疗效就会大打折扣。

清上防风汤既然是治疗酒渣鼻的专方，那么就会有一个特有的现象，那就是这个人的左脉关部出现无力，或者是涩脉。这种人一般也有一种性格，那就是比较"怂"，有的时候发脾气，但是很多时候发不出来。其实就是肝血出了问题，肝疏泄的功能不能正常发挥，所以导致了血瘀，血液循环不能正常运行。

对于2018年头面生疮的人来说，这个方也是非常合适的，一方面上半年是太阳寒水司天，所以有一重寒水，肤表容易被寒邪所困，而这个方正好有发表的防风等药物。另一方面，有火太过克肺金，所以方中有很多泄心火的寒凉之药，比如黄芩、连翘等，所以这个方也是2018年必备的常用方剂。

【专治全身性瘙痒：当归饮子】

最有名的当归饮子当属《时方歌括》中的少阴病当归饮子，治疗中风之后后遗症的方，但是治疗皮肤病的当归饮子与此方不一样。

这个当归饮子主要是由四物汤化裁而来，是治疗皮肤病的专方，主要组成是当归、白芍、川芎、熟地黄、荆芥、防风、白蒺藜、何首乌、黄芪、甘草。

这个方的要义就是补血除风，其中四物汤就是补血润燥，能够使风燥之邪得到平息。再加一些祛风的白蒺藜、防风等药，其实并没有太多过人之处，但是因为用了黄芪，那就变得更加有意思了。一般加黄芪多因有气虚，气虚就代表着可能是全身性的，而且还有一个特点那就是疾病多半含有

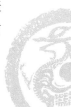

湿邪。

黄芪，这味药遇见风药则风药的力度更大，遇见补气的药在一起，则补气的力度越大。黄芪还有一个好处，那就是在用风药的时候往往会导致皮肤变干燥，因为风能胜湿，但这个方加了黄芪、当归之后，防风等风药使人体皮肤干燥的情况就会大大地减轻，所以吃起来副作用就会减小很多。

当归饮子治疗的主要疾病就是疥疮、风癣、湿毒、燥痒，一般还伴随着肝血不足或者阴虚比较明显的情况，比如遇热加重，同时又感觉一个人很燥热。

【梅毒专方：十味败毒散】

梅毒其实是非常严重的疾病，据有关人考证，古希腊人很多都患有梅毒，避孕套一开始就是因为人们害怕梅毒传染才发明的，而欧洲之所以有黑暗的中世纪，主要原因就是梅毒曾经让西方人几乎灭绝了，所以基督教的禁欲主义大受欢迎，因为只有禁欲了，人类才能活下去，而性生活又是人类传宗接代必须进行的活动，西方唯一的办法就是禁欲。

同样，在 17 世纪、18 世纪的日本，其实也是梅毒横行，在日本的医书记载中，梅毒案例到处都是，几乎每一个汉方医家都是治疗梅毒的高手，都有几个非常拿手的治疗梅毒的好方。

甚至在当代中国，因为魏则西事件被炒到差点老鼠过街人人喊打地步的福建某地区的医院都是以卖治疗淋病、梅毒药物发家的。

由此可见，尽管在现代，很多性病还是很猖獗。

十味败毒散就是专门针对梅毒引起的眼睛、鼻子，结膜炎、角膜炎等出血的疾病，有的时候还可以治疗因为梅毒导致的淋巴结肿大的疾病。十味败毒散的主要成分是柴胡、独活、樱皮、防风、桔梗、川芎、茯苓、荆芥、干姜、甘草。

其实，这些药物跟人参败毒散都很类似，只不过稍微更换了几味药而已。从十味败毒散的主要成分我们可以看出，所谓的梅毒导致的眼睛问题，其实还是一个风邪，一个肝胆的问题。人参败毒散是治疗感冒，即风寒感冒的主方，其实风寒之气稍微深入一点，就会伤到脏腑，比如肝胆，等等。

【治头疮一方】

这个方剂很有意思，是日本人自创的，所以没有很好的解说，但是通过其组成：连翘、川芎、苍术、防风、金银花、荆芥、红花、甘草、大黄等药，我们可以推测出这个方剂的主要适应证是什么。

头面生疮，一般都属于阳明证，所以这个方会有一些大黄之类的药物，但是中医对生疮、皮肤病一般都是按照风疾来辨证论治，所以还要加一些祛风的中药。

据日本人记载，用这个方治疗小儿湿疹或者成年人化脓性皮肤病都有非常好的疗效。不管如何，这个方总是按照前面提出的皮肤病的发病规律来配制的，所以应该可以取得很好的效果。

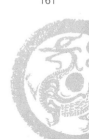

三、辨证论治皮肤病——湿疹

湿疹是很难缠的皮肤病，或者说压根就不仅是皮肤病，而是涉及肌肉、皮毛等各个层面的疾病，总体来说，湿疹之所以叫作湿疹，就是有湿气，所以每逢湿气重的年份或者季节，有湿疹的患者就会加重，就会很难受。

湿疹可以分为四种：

一是在头面部，这种常见的就是小孩子所患，因为小孩子为纯阳之体，火气旺，一般都是阳明火热，所以头面部问题非常严重。其实按照中医的分类，在上面的疾病一般都跟风有关，所以治疗头面部的湿疹一般会在祛湿的同时祛风，前面提到的头疮一方就有这个功效。

二是在中焦，或者说偏向于在肌肉层面，这种湿疹就不是简单地停留在皮表了，而是稍微深入一些，治疗起来就比较难缠了。病邪到了肌肉层面一般来说就是脾胃病了，所以这种湿疹的主要问题就是湿热在中焦。

湿热在中焦，又可以细分。湿热如果在中上焦，一般就是胃中湿热之气重，表现为脾胃湿热重，此时主要考虑的就是用三黄汤之类的直接泄热，比如泻心汤等；如果湿热在中下焦，则会偏向于肝胆，所以此时就可以考虑在燥湿的同时加一些利尿的药物，龙胆泻肝汤就是非常好的候选药物。

三是在下焦，在下焦的湿疹一般情况下就是因为湿热下注，所以利尿除湿就是最为重要的途径，必要的时候还可以加一些中焦燥湿之品，如果是纯粹的下焦局部湿疹，只是停留在皮表，一般会出现小便不利，左右尺脉浮的情形，只需要稍加调摄，用五苓散或者四苓散之类的药就可以治疗。

最后一种则是全身性的湿疹，这种湿疹是最难治疗的，因为全身性的湿疹一般是由于长期发展形成的，这种人一般还会伴随着性情的问题，靠中药调摄脏腑很多时候能收效，但是性情方面的问题不是中药一天两天能够调理好的。但是，依然可以根据情况使用药物，比如温清饮、黄连解毒汤都是可以备选的药方。

四、论治木不及导致的过敏性紫癜

2018 年 1 月份刚要回家，老家的表哥就急着来接我，盛情之下还真不知道怎么拒绝。刚到家，便问我关于侄子所患紫癜的情况，能不能弄点药，会不会很严重，等等。

经过几番盘问，我只有先安慰安慰他，然后给小侄子看了看。

经医院检测侄子所患是过敏性紫癜，尿蛋白高，手脚从立春之后的第三天就开始有红点，全身瘙痒。医院的医嘱是需要至少吃四十天的药，才能保证不会得肾炎，当时就把小孩子的妈妈吓坏了，所以当务之急就是稳住他们的情绪。其实，医生不过是将这些可能的情况说清楚，免得以后出现问题，并不代表就很难治疗，所以我建议在当地找了一些何首乌藤外洗，然后再开药。

经诊断发现，小孩脉数，而左右寸脉皆无力，咽喉痛，舌苔不厚，但是舌尖有红点，瘙痒，怕冷，根据这些特点，处方如下：

牛蒡子 10 克，葛根 10 克，升麻 10 克，芍药 10 克，炙甘草 10 克，黄芪 10 克，桂枝 5 克，茯苓 10 克。

处方三剂，服用之后效果很显著，紫癜基本消失，稍微还有一些瘙痒，所以在上方的基础上再加当归、防风作为巩固疗效的预防治疗。

为什么立春之后会出现紫癜？

其实紫癜在中医来说就是斑疹，是阳明血分证，很多时候只需要透热转气就可以很好地治疗，稍微一发散，疗效就来了。

丁酉年是中运木不及的年份，2018 年 1 月的运气条件仍属丁酉年，所以升发的力量不够，出现了紫癜也是意料之中的事情，所以我一上来就是升麻葛根汤加减，只要肝胆升发之气一补上，就可以很好地治疗了。

其中，加入牛蒡子也是清热转气，加入黄芪、桂枝、茯苓主要是排出体内的湿气，顺便补气，才能从根本上抑制因为木不及导致的气机逆乱。

五、流感来袭不用怕

2017 年感冒患者颇多，金秋时节有一次，最近又来了一次。随着白露节的来临，气候慢慢变短，而很多体弱之人便开始有了身体反应，其中最多的是上火、便秘、感冒，下面从气候角度——解析个中原因！

2017年自秋分以来，进入了一个比较特殊的节气，按照五运六气的规律，秋分后是主气阳明燥金，客气是厥阴风木，主运是太商，客运也是太商，所以总体来说金太强，克制木的现象很明显，对于人体来说就会出现收敛太过的表现。

按理来说2017年应该燥气很重，但是北方地区反而出现了很多雨水，这也是一个很有趣的现象，"燥极而泽"，所以入秋以来出现了很多燥气重同时又湿气重的现象，燥气湿气同时存在，但是分布在不同的部位。很多人出现了大便难，腹胀，胃口不佳，这就是因为燥气重，导致脾胃不适，治疗多从滋阴清热润燥入手，比如用大量生石膏，然后健脾胃。建议多运动，多吃一些滋阴的食物，与此同时，多吃辛辣的食物，因为辛辣的食物可以"横行"，可以"润"。

再说说客气里面的厥阴风木，在五运六气中，主气是重要的，但是对人体影响最大的还是客气，因为主气、主运都是不变的，只有客气、客运在不断变化，变化就会导致疾病。2017年秋季的客气是厥阴风木，客运是太商，一边是金太过，一边是木太过，所以两边都需要照顾。

2017年秋季为什么很多人感冒？因为有厥阴风木，厥阴风木之性就是变化多端，再加是客气，变化就更没谱了。这次感冒就有温热之性，但是因为主气、主运的原因，这次感冒大多数情况都出现在肺脏与肝脏，所以感冒后很容易出现咽喉发炎，声音沙哑。

感冒初期用葛根汤加减。

面对这种情况，我们还是用老办法，第一个治疗感冒的方就是葛根汤加减：葛根 20 克，麻黄 10 克，桂枝 15 克，白芍 15 克，生姜 20 克，大枣 20 克，甘草 10 克，柴胡 3 克，生石膏 10 克（感冒初期使用，只要出现腹泻、咽喉不适、咳嗽或者鼻炎，就可使用；但如果出现了口渴、心烦，则不能再使用了）。

为什么要加柴胡？因为这次感冒有客气厥阴风木在，会影响人的肝胆功能，加柴胡之后可以帮助疏泄功能正常发挥；为什么要加生石膏？因为这是一个燥气很重的时节，如果不加生石膏，很多高烧的患者很难快速感受到中医的疗效。

高烧用麻杏石甘汤加柴胡。

如果感冒初期没有治疗，或者出现了其他不适，咽喉疼痛，口渴、心烦，发高烧，此时就应该考虑麻杏石甘汤了。

麻杏石甘汤加柴胡：麻黄 10 克，生石膏 20 克，杏仁 15 克，甘草 10 克，柴胡 3 克。

脾胃不适用藿香正气水加小柴胡颗粒。

如果感冒后出现了声音沙哑、发烧等症状，同时伴随严重的脾胃不适、腹泻等情形，就可以使用小柴胡汤加藿香正气水。

这种搭配一般可以根据湿气大小来定，如果舌苔比较厚，就可以放心使用本组合。

六、上火、长痘、皮肤粗糙，病因 可能是"便秘"

2017 年的流感，真是惊心动魄，很多中医大夫自己都是打着点滴给患者看病，年初就有这么一个报道，往好里说是恪尽职守，对病人负责，不过也有人认为自己的感冒都看不好，算什么好医生？ 2017 年在与流感作斗争的过程中，我自己确实也长进了不少。

治疗感冒，却发现皮肤变好。

在治疗感冒的过程中，我无意中发现了一种现象，就是治疗流感的人参败毒散居然神奇地使人变白了，所以基于这种临床经验，我就打算开发一个系列的膏方，专门用来美容美白。

年初，我就开始筹备这件事，最后熬炼了两次常青膏，其实就是从感冒方剂出发，结合当年的五运六气条件进行开发，主要的出发点就是美白，瘦身，改善便秘情况。当时想的是美白效果肯定最先出现，其次才是便秘改善，最后才是持久的瘦身效果。两次共炼了 20 份，至今已经全部散发出去了，本来想的是美容美白，但是后期的回访发现，吃了这个膏的人都神奇地反馈：多年便秘改善非常多。

不过，听到便秘完全改善的反馈，改善皮肤的效果，我

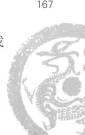

就不担心了。只不过，这个情况居然是我意想不到的，于是我开始回想很多问题，包括现在的便秘，会引起的大多问题，到底是怎么引起的。

2016 年，我曾经写过一篇文章，那就是关于上火怎么治疗，在那篇文章之中，我一直强调的是上火不是简单的心火问题，而是脾胃的问题。

脾胃变好，却上火了。

事实上，上火也不简单的就是脾胃的问题，很多时候很有可能是肺气的问题。2016 年，有好几个脾胃病患者，基本上都是几十年的老病人，吃了药之后肠胃病好了，但是突然出现了上火的情形。主要原因就是患者是长期的腹泻，突然有一天肠胃变好了，不腹泻了，就会出现上火。其实这种情况就相当于平时肠胃正常的人突然出现便秘，便会出现上火情形。

不过，上火的人很多都是有便秘的患者，所以大家如果觉得火大，可以泻火，吃点泻药。但是，根据以往的经验，泻药并不能保持很久的大便通畅，过不了几天又会回去。所以，对于便秘还需要另谋出路。

为什么便秘要从肺气入手，效果才好？

治疗便秘要开肺气，而不是简单的补脾胃或者泻火，可能很多人没有意识到，但是从肺与大肠相表里的角度，还是可以解释得通的。只不过，大便不通怎么会出现上火现象呢？

其实，这就与五行相生之中的太少相生有关了，一般情况下，上火则有火太过，比如 2018 年就是中运火太过的年份，火太过生土不及，土不及生金太过，金太过生水不及，而且可以倒推木不及。

治疗火太过，可以有很多方法，第一步是泻火，就是补脾胃，也就是调脾胃，对于大便不规则的患者效果很好；第二步则是耗火，补金气，或者泄金气生水，所以治疗肺即可达到治疗火气的效果；第三步则是治疗滋肾水，比如用知柏地黄丸之类的中药，能够达到很好的克制火气的效果。所以同样是上火，可以有很多的治法。

七、五运六气灵活运用才能更准

2017 年的流感很猖狂，甚至导致一些人直接或间接死于流感，但大家并不知道，因为很多老、弱、胖、糖尿病患者往往因感冒而病重，最后死于非感冒。

按照《黄帝内经》的记载，2018 年春天必定有瘟疫流行，事实上也有一段时间大行其道，但是在我们周围，并没有出现。到底是什么原因，是五运六气不准，还是另有他因？

《素问·六元正纪大论》是七篇大论中的重要一篇，几乎每隔六年就可以拿出来写一次。所以从严格意义上来说，这篇文章有一定的准确性，但是 2018 年没有如此明显，原因何在？

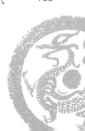

《素问·六元正纪大论》所论述的其实是六气对气候的影响，并以此来预测疾病的发生。其实五运六气一直有一个重要的排序问题，很多人都不敢确认。司天、在泉、中运、主运、客运、主气、客气，到底谁最重要？它们的影响到底是怎么排名的呢？

毫无疑问，首先要考虑的是天地间的大道，比如四时阴阳就是最重要的，不论哪年的夏天都比冬天更热，温度更高。

所以影响最大的肯定是主气、主运，在主气主运的基础上，再考虑其他的因素。主气、主运是一成不变的，所以它们既重要又不重要。主气因为一成不变，所以是最不重要的，但是主运，有太少相生的关系，所以变成了最重要的。

然后，便出现了次要的因素，中运、司天、在泉，这些是影响全年的要素，比如中运，又比司天在泉重要。最后才是客运、客气。

总结起来，它们的影响力分别是：主运≥主气≥中运≥司天、在泉≥客运、客气。

所以，2018年年初，按照六气系统考虑的话，就存在忽略主运，也就是木不及的情况。木不及，其实就是倒春寒的专业表述，也就是2018年春天会很冷，而冷天是很难暴发温病的，这就是这次的预测不太符合现状的根本原因。

当然，在实际预测的过程中，其实并没有哪个是最重要的，而是要比较彼此之间的不同，找到最重要的因素。比如，对于皮肤病来说，很多时候是因为湿气重，这就跟太阳寒水有关，很多时候是热气重，那就跟少阳相火有关，或者跟少阴君火有关。

2018 年春分之后，慢慢就热起来了，别看现在还需要穿好几件衣服，温度只有 10 多度，估计在 3 月 30 日左右，大家就可以穿半袖了。到时，有皮肤病的患者必须提前准备，因为这个时候的疾病，火热之气太重成为核心。

八、为何人们无缘由地呕吐？经方告诉你答案

2017 年大寒节气刚来，就有来自全国各地的朋友向我问诊求药，而原因不约而同的都是无缘由的呕吐，无明显不适却又有烦热的倾向。

第一个案例便是个小女孩，偶感风寒，偶尔咳嗽，便吐泻兼作，鼻塞，腹痛，胃口差，舌苔薄白，质红，脸部通红，但未发烧。当时医生处以小柴胡颗粒 2 天，吃药后改善不明显。

后来经我详细询问，小孩不怕冷，但稍微怕热，所以换方葛根黄芩黄连汤加芍药：芍药 20 克，黄芩 10 克，黄连 5 克，葛根 15 克，甘草 10 克。

吃药一天后，症状基本消失，稍微还有几声咳嗽。这次为什么会出现呕吐呢？为什么还是 19 号开始集中出现呢？这就是我们要分析的问题，也是解开葛根黄芩黄连汤之谜的关键。

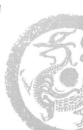

大家都知道，2017年是一个暖冬，这个冬天因为温度高，北方很多地方都没有下雪，很多人也出现晚上失眠、烦躁等情况。

这就是这段时间的气候，导致人体内肝胆之火，协胃火上逆，火气重，自然就会伤及脾胃，所以这种泻是湿热导致的。湿热在于中焦，则出现心烦，下利清水，同时还不怕冷，怕热。如果严格按照中医的理论，则这种问题是霍乱，霍乱分两种：一种是寒湿导致的上吐下泻，一种是湿热导致的上吐下泻。

当时的上吐下泻就是湿热困于中焦，导致了上吐下泻。

为什么用葛根黄芩黄连汤？

葛根芩连汤出自《伤寒论》："太阳病，桂枝证，医反下之，利遂不止。脉促者，表未解也。喘而汗出者，葛根黄连黄芩汤主之。"

太阳病类似于现代所谓的感冒，但又不完全是感冒，本来应该稍微发汗而愈的，但是很多患者或者吃了寒凉的不易消化的食物，或者吃了医生开的错误药方，出现了下泄，还出现了热象，也就是"脉促者"；此时还有呼吸道的问题，比如呼吸困难，鼻塞，所以就用葛根黄芩黄连汤。

和久田氏曰："此由误治，致热内攻而下利者。泻内攻之热，则下利与喘自治矣，故用芩、连以解胸中之热。促者，来数而时一止之脉也。其促者，由于误治，然犹数者，表未解也。其喘而汗出者，由内攻之热与下且合气逆而发，因喘而汗出也。中间插"而"字，示喘为主之意，故泻胸中之热，与和解其表，则喘自愈而汗随止矣。然以表不解，故用葛根以解表也。按葛根虽无解表之明文，其项背强几几者，乃表证也。考《外台》有以独味葛根治表邪，则亦可知其主治表证，解项背强也，此方有甘草以缓内外之急也。要之，遇项背强，胸中烦悸而有热者，不问其下利及喘而自汗之证之有无，可用此方也。因而可知酒客病、火证、热疮、汤火伤、小儿丹毒等，俱可以此方活用也。"

日本经方家虽然没有深入解释其根本原因，但是也用考证的方法给出了一个比较合理的说法。但日本人以后世所谓的"促脉"解仲景时代的"促"脉，就有点不合时宜了。

没有吃泻下药，为何出现腹泻？

感冒乃太阳表证，为何在没有吃泻下药的情况下会出现腹泻？这是我们必须搞清楚的，其实太阳表证最容易出现腹泻，这种腹泻主要是因为太阳主表，而大肠与肺相为表里，所以只要肺部受邪，很多情况下会出现腹泻。

《伤寒论》中有"太阳与阳明合病，喘而胸满者，不可下，宜麻黄汤主之"的条文，这条的意义与上文有异曲同工之妙。用麻黄汤加减所治疗的腹泻，其实是因为寒气太甚，不仅伤到了皮表的太阳，还伤及了太阴，所以出现腹泻，很多寒湿重的腹泻，都可以用麻黄汤改善，也就是这个道理。

葛根黄芩黄连汤，首先也是因为伤及表证，但是湿热太重，累及阳明，所以出现腹泻，这种腹泻必定是臭味熏天的。

葛根黄芩黄连汤如何解释？

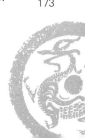

葛根黄芩黄连汤组成就是葛根、黄芩、黄连、甘草，如此而已。其中，葛根是升阳的，是解表的，主要针对的就是阳明合太阳表证，而葛根就是此方的君药。

黄芩、黄连两味药主要的作用，一个是燥湿，将人体阳明经的湿热清除干净，一个是降相火，这样才能彻底将呕吐止住。

而甘草主要的目的有两个，一是调和诸药，一是能够护住人体的津液，不使津液丧失太过。方中再加入白芍，在此的主要目的则是活血，补血，祛湿，一般出现葛根黄芩黄连汤证都或多或少有腹痛，而腹痛的很多原因是肝阴虚，导致了肝胃之间的不和。

整个方，就是一个针对湿热蕴阻中焦，兼有肝胃不和的情形下而设置的，这也是本次治疗疗效显著的原因所在。

九、快速解决流感的案例

到 2017 年 11 月份，流感已经流行了很久了，其实早在 9 月份就已经有了，只是当时还没有那么明显地流行开来。

一个朋友因为经常找我看病，有一次他女儿感冒了，也让我开了一个方，当时流感症状还不是很明显，他女儿只是有点咽喉不利，有痰，但是听说流感太厉害，所以急着先吃点药。

具体案例如下：

刑某某，女，13 岁，咽喉痛，大便秘结，流鼻涕，稍微有点发烧，舌苔不厚，舌质微红，左脉寸浮滑，关浮大，尺弱；左脉寸中缓，关缓，尺缓有力。

根据病情，开了以下方剂：

黄芪 15 克，红参 10 克，桔梗 10 克，羌活 10 克，独活 10 克，柴胡 10 克，前胡 10 克，枳壳 10 克，生甘草 10 克，川芎 10 克，茯苓 15 克。

我建议她第一次吃五天，这五天吃完之后基本没有症状，稍微还有点痰，所以再开了五天药。

就在此时，他们班所有女生都感染了，都请假回家，教室里面只有她一个人在上课。

后面五剂她只吃了三剂就好了，然后她的父亲也感冒了，前期症状类似，于是果断将女儿没吃完的药吃了，感冒也痊愈了！

其实，这个治疗感冒还不是最神速的，因为写文章很少写案例，自己的文笔也不适合讲故事，只适合讲理，所以很多现实的案例都被遗忘了。

上周四，一个广东的老板找到我，希望我帮他看一下，情况也是感冒。当时他跟我讲了很多自己体质虚寒呀，湿气重呀什么的，我硬是没理，直接就问了几个问题，胃口怎么样，大便怎么样，主要不适是什么，失眠不？舌苔如何？

对，就这么几个简单的问题，问胃口怎么样，问的是胃气的问题，问大便怎么样也是问肠胃问题。他的主要不适就是感冒的症状，也属于流感。他舌苔有点黄，所以可能有心

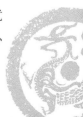

烦内热，再有失眠，这也是火热之气。

最后，我开方：黄芪 15 克，人参 10 克，茯苓 10 克，羌活 10 克，独活 10 克，柴胡 10 克，前胡 10 克，桔梗 10 克，枳壳 10 克，甘草 10 克，栀子 10 克，淡豆豉 10 克，黄芩 10 克。

嘱咐他喝三剂，出现腹泻属正常反应，如果有其他反应及时反馈。

药吃下去，他周五反馈所有症状都减轻很多，周六反馈基本痊愈了！就三天，痊愈。

其实，这些感冒还不是治疗得最快的，有的时候治疗感冒就是一包小柴胡汤，一碗葛根汤。但是，现代的大环境被舆论渲染坏了，很多人觉得中医慢，效果也不好。

十、对于流感，必须早知道，早预防

2018 年 1 月份，这段时间流感肆虐，很多家长最担心的不是自己，而是学校的小孩子怎么办？因为流感最容易传染的就是小孩，而学校这种场合也最适宜流感传播。

关键的是，流感传播的是"最新动态"，病毒最新变异的群种也会从学校散布到世界的各个角落。孩子传给妈妈，妈妈传给姥姥，这种感染是防不胜防的。所以，我说此次感冒比 SARS 还严重，很多人就质疑，是不是危言耸听？

其实，大家只要好好关注一下就会发现，当年的 SARS

传染，单纯用西药治疗的副作用较大，而用中西医结合治疗的效果较好，副作用也小。

为什么孩子最容易感染流感？

此次的流感感染在孩子中传播最快，为什么？其实，小孩子为元阳之体，所以体内阳气充足。而此次流感的证型就是"风温感冒"，小孩子的体质非常容易患这种感冒，所以高发。

为什么吃平时的感冒药无效？

此次感冒，很多药物都无效，包括很多中医用治疗温病的方法治疗，疗效也不是很理想；其实，主要原因就是此次感冒还有一重脾胃气虚在里面，是内伤感冒；按照现代医学的解释，那就是现在的人体内环境非常适合病毒滋生，但是人们抵抗力又弱，所以难以痊愈。

如何判断治疗此次流感的药有效无效？

奥司他韦类的神经氨酸酶抑制剂主要的作用就是抑制病毒复制，其实在此次流感初期是有效的，但是到了感染48小时以后几乎都无效，即使吃药，作用也类似于安慰剂。

中药有效无效，主要看两点：一是有没有补脾胃的黄芪、白术、党参之类的补气药；二是有没有宣发的、透散的药，比如栀子、杏仁、苏叶、麻黄等中药。这两种药都有，则一般会有疗效。

奥司他韦怎么服用？

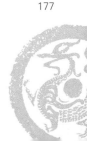

奥司他韦是初期阶段的好药，但是绝大多数的感冒发现的时候就已经超过48小时了，所以只要有了症状且发高烧了，就不建议吃奥司他韦。并且奥司他韦还有一定的肾毒性，为了下半生的幸福，还是少吃一些为妙。

如何准确判断已经感染或者感染前兆？

现代医学的方法是核糖核苷酸的检测，其实这个检测非常麻烦，中医检测就相对简便，只要出现了右寸关脉浮，基本上就是感冒的前期了。

另外，重要的事情说三遍，如果出现了失眠、烦躁的情况，这就是感冒要来的前兆，需提前预防。

中医药如何预防流感？

中医将本次流感叫作风温，或者叫作温病，其实主要原因就是有郁火，火郁则发之，所以预防的方法就是要发出体内的郁火，同时补一补体内的气，这样就能很好地预防了。

如果有心烦，这段时间可以服用栀子10克，淡豆豉10克，黄芪15克，党参10克，连翘10克，黄芩5克。熬水即可。

也可以参照自身情况，根据提示选择一些中药。

或许有人会问：中医不是讲究辨证论治吗？为什么没看病人，你就敢建议？

很简单，中医是时空医学，讲究的是因人制宜，因地制宜，因时制宜；而中医讲究辨证论治，其实只是因人制宜的一个体现；在 1000 个人有 1000 种病情的情况下，我们讲究的是辨证论治，但是在 1000 个人只有 1 种病情的情况下，比如现在的流感，男女老少都得一个类型的疾病，我们则可以直接给出一些建议！

为什么大家会得一样的病？

这种疾病在古代叫作疫病，什么是疫病？就是像古代的劳役一样，没有人免得了，这是古人造字的时候就已经发现的规律。所以针对这个病，一段时期内基本只有一种证型，就是脾胃内伤感冒。

怎么判断要感冒了？

最后，再重复一下什么情况是要感冒的前奏。从人来看，有烦躁不安的情形；从脉来看，则有右关、寸浮；从舌苔来看，则有一层淡淡的黄苔，这几个现象出现，则可以提前买药服用！

十一、《脾胃论》精义略举

《脾胃论》中说肝克脾太过则生病，如果肝不克脾会出现什么情况？

一次我给留学生讲课，课中有一个学生问道，我的脉弦，是不是要吃点柴胡剂。然后，我帮她看了一下脉，其实脉象根本不弦，只是稍微有点力，这种情况对于大多数人来说都是常见的。

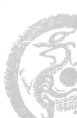

肝胆升浮之气很重要。

李东垣说："《六节脏象论》云：脾、胃、大肠、小肠、三焦、膀胱者，仓廪之本，荣之居也。名曰器，能化糟粕，转味而入出者也。其华在唇四白，其充在肌，其味甘，其色黄。此至阴之类，通于土气，凡十一脏，皆取决于胆也。胆者，少阳春生之气，春气升则万化安。故胆气春升，则余脏从之；胆气不升，则飧泄肠澼，不一而起矣。"

基于这种认识，李东垣在治疗脾胃虚弱的时候，每每会在方中加入柴胡、升麻之类的药物，助胆气，从而使人体一身之气升而不已。在补脾胃的时候，如果只用补气之药，很多时候并不是非常管用，而加入一些理气的药之后，疗效可以非常明显地提高，这是为何？其实，六腑的作用就是传化物而不藏，所以在摄入相当部分的食物之后，如果不把浊的排出，人体就会负荷不起，所以必须降浊。如果没有升提之气，很多水谷精微也不能到达头部，不能被充分利用，此时也是浪费，这时肝胆升提就非常重要了。

肝克脾，最重要的是疏土。

中医五行，大家一看到克，就会很自然地想到疾病。比如肝克脾则相应地出现脾胃病，脾克肾则相应地出现肾病，实则不然。如果没有木疏土，则土会板实不灵，中国古人所谓的稼穑，其实一个最重要的环节就是翻土，或者说疏土。在五行的关系中，疏土其实就是木土之间的关系，只有木土之间和谐了，这时才会是肝的疏泄功能和脾的运化功能同时正常，在脉象上则表现为脉和缓有力，但有时会有点弦象。

肝不疏脾，会是什么结果？

在脾胃不适的案例中，绝大多数都是肝脾不和，肝木旺盛克制脾土太过，所以会有腹痛、腹泻等情况出现，这时绝大多数的脉都是弦脉，这是肝木疏泄太过引起的。还有一种情况则是肝木疏泄不及，导致脾的运化功能不能正常发挥，所以此时就不仅仅是补脾胃了，还需要疏肝。

因为肝木的疏泄其实是人体的一股力量，当疏泄不够的时候，人就自然没有力量了，这就是《黄帝内经》所谓的"肝为罢（疲）极之本"。当肝疏泄不及的时候，就表现出了脾胃病的本脉，所谓的"缓"脉，此时人表现为无力，对于男人来说就会阳痿。

所以李东垣说："胃为十二经之海，十二经皆禀血气，滋养于身，脾受胃之禀，行其气血也。脾胃既虚，十二经之邪，不一而出。假令不能食而肌肉削，乃本病也。其右关脉缓而弱，本脉也。"意即当肝不疏脾土的时候，就开始出现胸闷、四肢无力、运化不畅等情况。

2018年出现的很多疾病，比如感冒很难治疗，其实根本原因就是在于肝不克脾，出现了内伤，所以往往在药方中加点黄芪、党参助一下生发之气，便可获得疗效。

十二、暖冬来袭，当心细菌病毒卷土重来

2017年立冬伊始，原来穿着的羽绒服便使人感觉不舒服，无他，气温突然变暖了。

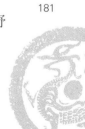

立冬本来是气候变冷的节点，却明显地升高了温度，这是怎么回事？

这让人想起了 2014 年的暖冬，那年冬天真的很暖，直到过年的时候北京才象征性地下了几场雪，而后草草结束了一个冬天，也被称为超级暖冬。

回顾 2014 年冬——

2014 年是农历甲午年，甲己化土，中运土太过，导致的冬季主客运便是主运水太过，而客运则是火不及。而主气的终之气是太阳寒水，客气的终之气是阳明燥金，而又有阳明燥金在泉，从五运六气来说，2014 年的那个冬天气候条件是：

主运：水太过。

客运：火不及。

主气：太阳寒水。

客气：阳明燥金。

在泉：阳明燥金。

2017 年冬天如何？

2017 年是否会出现超级暖冬，我们不妨再做一个有逻辑的分析，2017 年的冬天，影响气候的主要因素有主客气、主客运，在泉。

主运：水不及。

客运：水不及。

主气：太阳寒水。

客气：少阴君火。

在泉：少阴君火。

可以说，主运、主气还是一样，且有水不及。对于冬天来说，有火就不会冷，两重火在一起，这个冬天就不会冷了。暖冬也是可以肯定的了。

2014年与2017年的冬天有什么不一样？

大家都知道，君火、相火是有差别的，君火是温性之火，而相火则是接近仲夏的太阳，所以2017年的君火导致的暖冬肯定不会像2014年的暖冬一样，而是如春天太阳之可爱，非夏日太阳之可畏。

2017年冬天需注意什么？

《黄帝内经》记载丁酉年冬天，即终之气"阳气布，候反温，蛰虫反见，流水不冰，民乃康平，其病温"，所以2017年冬天梨树开花的事应该不难见，结冰也会比较少见，最应该注意的就是温病。2014年，登革热发生在东南沿海地带、东南亚地区，原因主要是湿热，但是2017年的运气是君火，湿热之气不显。

所以埃博拉、登革热在2017年应该是小概率来袭，大家可以放心了。

其中，君火、相火都是克金的，相火还有暑湿的属性，但是君火没有暑湿的属性，所以对 2017 年的肺部感染的防治不需要考虑太多的湿气。正是因为如此，2017 年冬天的温病与 2014 年冬天的温病其实不一样，治疗时也需注意。

同样是感冒和肺部感染，2014 年应着重考虑除湿清热，2017 年则考虑清热即可，还需要多考虑用苦寒之药，比如承气汤、黄连、麻杏之类的，但不可一概而论。

2017 年的暖冬，除外感之外，增加了一重肾虚，所以治疗的时候要多考虑肾水是否不足，可以用一些咸寒的药物，比如芒硝、乌贼骨之类的。平时养生，建议用乌贼骨炖排骨。五运之中，水不及，则土来克水，肾水受伤，2017 年肾病的人需要多加注意，冬天可以多多考虑牛膝苁蓉汤。2017 年冬天的感冒很多也是有热的，但是君火比较温和，所以将会是"身无大热者""麻杏石甘汤主之"，大家对待 2017 年感冒的咳嗽、口渴者可以使用麻杏止咳颗粒。

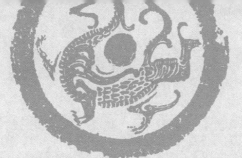

第六章

运气浅解系列

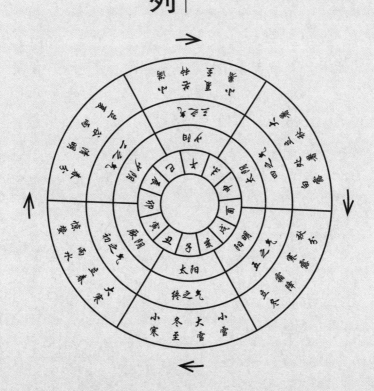

说明：2015 年、2016 年的五运六气中六气的六个主气的顺序是按照传统的排法，即厥阴风木、少阴君火、少阳相火、太阴湿土、阳明燥金、太阳寒水，在不断的实践之后，才发现有所偏差，2017 年以后的六气就改为了：厥阴风木、少阴君火、太阴湿土、少阳相火、阳明燥金、太阳寒水，特此说明。另外，2016 年的五运也尝试按照传统排法，一起呈现给大家，做一对比。大家在阅读时可以根据不同排序，验证一下哪个排列方式比较正确。

一、乙未年五运六气养生浅解

五运六气是中医天人合一的重要体现，也体现了时间对人体的影响，自古以来广泛地被运用到中医的临床、养生的辨证论治之中，这门古老的学问在今天依然有其独特的魅力，能够为中医的理论和临床提供很好的借鉴，本文对乙未年的运气特点进行梳理分析，期望能够为读者在乙未年的养生之路上提供一些参考。

五运六气由两个体系合在一起，一个是五运体系，一个是六气体系，两个体系之间有相似点也有不同点，五运主要是以五行的生克变化来指导我们的实践，而六气则是以三阴三阳对应的六气之间的关系作为指导，为实践提供参考。

1. 五运指导养生

2015 年是乙未年，在运气中乙庚化金，但是金不及，所以 2105 年最大的问题就是金所不胜的火会刑金，另外木太旺反过来会反侮金，所以出现问题的主要是肺，而造成问题的原因则有肝与心。每年都有春、夏、长夏、秋、冬，对应五行中的生、长、化、收、藏，对应人体的肝、心、脾、肺、肾。虽然每年都有春夏秋冬，但是又不一样，有的春天冷，有的春天暖，这是什么原因造成的？六气是在太阳的影

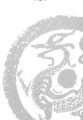

响下形成的，而五运则是在五大行星的影响下形成的，所以当太阳形成春夏秋冬的常态时，还要考虑五大行星的影响，而这种影响就是因五行的太过与不及方式形成的。而这些影响又分主运与客运，2015年按照《黄帝内经》运气规则有如下特点：

季节：春、夏、长夏、秋、冬。

五行：木、火、土、金、水。

主运：太角、少徵、太宫、少商、太羽。

客运：少商、太羽、太角、少徵、太宫。

五音中的宫商角徵羽与五行相对应，而太、少与太过、不及相对应，所谓的太过就是一个五行太过，另外一方面在时间上就会出现"不至而至"。2015年的春天主运太角，就是木太过，木对应的是疏泄，是风，所以春天的风会很大，疏泄太过，另外春天也会来得比较早，所以2014年冬天就开始出现了春天的气息，是一个罕见的暖冬，而客运是少商，就是金收敛之气不足，会加重风的疏泄之性。所谓的不及，就是一个五行有所不及，在时间上会表现为"至而不至"，本该来的气候到了时间还没有出现。

夏天，对应于火，但却是少徵，是火不足，所以2015年的夏天将没有那么热，在时间上也会来得比较迟，另外客运是太羽，水太过，加重了火的不足，所以2015年的夏天将会相对凉爽一些，不会像往年那么热。

长夏，土运主令的时候，对应于主运太宫，土湿之气太重，对应的客运木太过，风木太过，湿气重又有风，对北京来说就是典型的"桑拿天"，所以2015年的桑拿天将会维持得比较长，但是客运的存在，桑拿天相对会没有那么严重。

冬天，水运主令的时候，主运太羽为水太过，对应的客运又是土太过，所以冬天会来得早，持续得久，比较寒冷。

针对这样的运气特点，《黄帝内经》指出"岁金不及，炎火乃行，生气乃用，长气专胜，庶物以茂，燥烁以行，上应荧惑星"，当金不及时，火就会刑金。盖"生长化成收藏之用"，生长化的最后都要归结为收藏的效用，所以火旺则木有所用，此为"生气乃用"。这样万物生长茂盛，燥热之气就会比较明显，对应于天上的五星，荧惑星也就是我们所谓的火星就会出现。对于人体的影响则"民病肩背瞀重，鼽嚏、血便注下，收气乃后，上应太白星，其谷坚芒"，即人们容易得肩背不舒适、头脑沉重、眩晕、高血压、出鼻血、痔疮等疾病。古人认为：一般五行之中哪一行太过或者不及，就会出现五星的运行逆乱，五星出现在天空中都有一定的规律，如果没有按照规律出现就是表示某一行出现太过与不及的情况了。金不足，所以太白星运行就会出现不正常，五谷也会出现"坚芒"。

"复则寒雨暴至乃零，冰雹霜雪杀物，阴厥且格，阳反上行，头脑户痛，延及囟顶，发热，上应辰星，丹谷不成，民病口疮，甚则心痛"。金不足则水复，故而冬天将会大冷，出现"头脑户痛，延及囟顶，发热"，对应于天上的水星就会出现逆乱，因为火胜就容易出现上火的情况，所以会出现口腔溃疡等病症，而水复则心脏问题容易出现，容易伤于

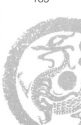

寒。所以在2015年冬天最应注意的事项就是不能让寒气伤头脑，也因为寒气重，寒性的疾病就会加重，如风湿病、女性的宫寒、肾虚。整年的情况就是寒热变化很大。

2. 六气指导养生

前面说的是五运，也就是五星对气候的影响，而六气则是太阳对气候的影响，所以运气上以六气分析疾病为主，参考五运，但是要精准地分析就必须五运六气结合起来。六气的变化主要是根据地支来决定，2015年是乙未年，在运气之中，"丑未之纪，太阴湿土司天，太阳寒水在泉"，司天主上半年，在泉主下半年，所以上半年主要考虑湿气太重，而下半年则主要考虑寒气太重。下面具体分析五运结合六气的变化。

五运六气是天地人三合相互影响，所谓的天就是五运，所谓的地就是六气，所谓的人就是气交之变，运气相互作用产生了人。

（1）上半年养生要点

《素问·六元正纪大论》记载："凡此太阴司天之政，气化运行后天，阴专其政，阳气退辟，大风时起，天气下降，地气上腾，原野昏霾，白埃四起，云奔南极，寒雨数至，物成于差夏。"

太阴司天，主上半年，气比运要后一个节奏，阴主政，阳气退居，经常刮风，天气变化很大。《素问·阴阳应象大论》说"地气上为云，天气下为雨"，所以"天气下降，地气上腾"就是天上云很多，地上雨也会很多，以至于"原野昏霧，白埃四起，云奔南极，寒雨数至”，因为太阳被云雨所遮蔽，所以作物都会成熟得慢一些，果实也不那么饱满。

涉及疾病方面，“民病寒湿，腹满，身䐜愤，胕肿，痞逆寒厥拘急”，即寒湿之病，如风湿病、心脏病等都容易发作，手脚肿，脾胃不适，消化不良，出现四肢冷。“湿寒合德，黄黑埃昏，流行气交，上应镇星、辰星”，寒湿之邪很盛，在“气交”（人气）中出现很多阴霾的天气，对应于天上的水星和土星都会出现。

“其政肃，其令寂，其谷黔玄。故阴凝于上，寒积于下，寒水胜火，则为冰雹，阳光不治，杀气乃行”。寒湿对应于肃杀，寂静，而对应的谷则是黄与黑，因为湿气重，所以需要补脾来健化，运化水湿，因为寒气太重所以需要补肾，补命门之火，才可以温煦全身。天上有阴性之气，地上也有寒水结聚，寒气太过胜火，就会有冰雹，会有突然的天气改变，一股肃杀之气。

“故有余宜高，不及宜下，有余宜晚，不及宜早，土之利，气之化也，民气亦从之”，中医认为高处寒气重而低处温暖，所以火有余则适合到高处避暑，金不及寒气重就适合到地势低洼之处，有余的气会早到，但是宜晚点到来，不及的本来会晚来但是宜早来，这就需要因地制宜了。在人身则需要以脾作为主要调节的靶点，因为脾主运化，“气之化”则自然而然不会出现大不适了。

（2）下半年养生要点

《素问·至真要大论》说“岁太阳在泉，寒淫所胜，则

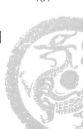

凝肃惨栗。民病少腹控睾，引腰脊，上冲心痛，血见嗌痛，颔肿"，因为寒气很重，对应于人体则是肾的收藏功能容易受损，所以顾护肾气非常重要。寒气重则容易出现下寒，导致小腹痛，进而引发心痛，甚至出现咽喉痛，下巴肿大。这时要求人体阳气要旺盛，而阳气之根则在于肾，所以应该"节欲"，顾护好肾精，方能度过严寒的冬季。

上半年湿气重则需要补脾，下半年寒气重则需要补肾，这是乙未年养生的要点。

（3）节气养生要点

1）大寒至春分运气特点

《素问·六元正纪大论》："初之气，地气迁，寒乃去，春气正，风乃来，生布万物以荣，民气条舒，风湿相薄，雨乃后。民病血溢，筋络拘强，关节不利，身重筋痿。"

初之气，从大寒到春分，因为是太阴司天，所以地气要"后于天时"。此时天气是木气，太过早来，但是地气则要慢半拍，这段时间主气客气都是厥阴风木，所以出现"春气正，风乃来，生布万物以荣，民气条舒"。一方面，春天来了才会有厥阴风木的出现，万物都得到了生气则开始生发，另外"风善行而数变"，所以立春后需要注意天气变化。风跟湿相互作用，其实就很难有雨了，所以"雨乃后"。风湿为主因的疾病就会开始出现端倪，另外主运之中，太角也是木太过，所以乙未年春天会是天气变化非常频繁的一年，容易发生出血、关节不利的疾病，风木疏泄太过，所以肝主筋的功能会出现问题。

2）春分至小满运气特点

《素问·六元正纪大论》："二之气，大火正，物承化，民乃和，其病温厉大行，远近咸若，湿蒸相薄，雨乃时降。"

二之气，从春分（3月21日）开始到5月21日小满，这段时间主气客气都是少阴君火，所以非常之炎热。但是主运与主气所跨越的时间是不一致的，所以结合主运客运，春分后13日（4月3日）前是主运的第一个运，木太过，金不足，所以春分到4月3日这段时间是非常热的，很多流行性疾病就容易发生。2003年的非典型肺炎就是在"二之气"蔓延开来的，而且在这13天中运气条件基本一致，"病温厉大行，远近咸若"，我们应加以注意。清明节后就是主运第二个运，是火不及，加之客运水太过，所以春分13天之后天气转为平和，如果有"温厉"发生，情势会减轻。

3）小满至大暑运气特点

《素问·六元正纪大论》："三之气，天政布，湿气降，地气腾，雨乃时降，寒乃随之。感于寒湿，则民病身重胕肿，胸腹满。"自5月21日（小满）起，主气少阳相火，司天太阴湿土与主气无相克关系，为相得。当水湿盛的时候，地气上升云就会多，下雨也多，雨后寒重，外加第二个主运火不足（小满到芒种后十天），运气之间互相平和，这个时候寒湿气不是非常重。6月16日（芒种后十天）到7月23日（大暑）这段时间因为主运为太宫，土太过，湿气会非常重，这段时间要注意寒湿类疾病暴发。人容易困倦，身体会肿胀，中焦脾胃不适，所以这个时候排出身体之内的湿气是非常重要的。

4）大暑至秋分运气特点

《素问·六元正纪大论》："四之气，畏火临，溽蒸化，地气腾，天气否隔，寒风晓暮，蒸热相薄，草木凝烟，湿化不流，则白露阴布，以成秋令。民病腠理热，血暴溢疟，心腹满热，胪胀，甚则胕肿。"

从 7 月 23 日（大暑）起，主气太阴湿土，客气少阳相火，主运到 8 月 30 日左右还是太宫湿气重，这段时间还会持续前面的湿气，而且是湿热，是闷热，"蒸热相薄"，空气流动非常困难，所以"湿化不流"。在这种湿热气下，人容易"脉虚身热，得之伤暑"的中暑，"民病腠理热"，甚者有痢疾、疟疾病发生，心腹都胀满而发热，头胀，甚至出现脚气病之类的脚肿情况。但是到了 9 月份因为主运是少商，金不足，则有水来复，"白露阴布"，霜雪就相对多一些。

5）秋分至小雪运气特点

《素问·六元正纪大论》："五之气，惨令已行，寒露下，霜乃早降，草木黄落，寒气及体，君子周密，民病皮腠。"从 9 月 21 日秋分开始进入五之气，主气阳明燥金，客气也是阳明燥金，而主运是少商金不足，金主收敛，三重金则收敛太过出现藏之性，所以就会有冬寒的表现了，这个时候"惨令已行"，霜雪都会比较多，所以容易得寒性疾病，皮肤腠理之病容易触发。

6）小雪至大寒运气特点

《素问·六元正纪大论》："终之气，寒大举，湿大化，霜乃积，阴乃凝，水坚冰，阳光不治。感于寒则病人关节禁固，腰椎痛，寒湿推于气交而为疾也。"

终之气，从小雪开始就会出现严寒的冬天，主运、客运、主气、客气都是寒，所以寒湿之气非常重，霜雪重，滴水成冰，阳光少，寒湿袭人，容易得风湿关节痛等肾主骨功能不利引起的疾病。这个时候养生应该以补肾的食品为主，所谓"其谷玄"，即食用黑色的主食来养肾。

3. 乙未年食疗要点

《素问·六元正纪大论》："必折其郁气，而取化源，益其岁气，无使邪胜，食岁谷以全其真，食间谷以保其精。"气郁则太过，所以应该稍稍抑制，上半年火太盛，下半年寒气盛，都要适当地调适。"取化源"，上半年出现太阴湿土司天，那么要多补脾，所以上半年的岁谷"宜黅"，黅从黄从今，《说文解字》记载"今，是时也"，也就是说应该吃当年生产出来的黄色的食品。下半年要多补肾，所以岁谷"宜玄"，每一个间气有不同的间谷：初之气，间谷宜稻；二之气，间谷宜豆；三之气，间谷宜麻；四之气，间谷宜豆；五之气，间谷宜黍（黄米，汉代盛产小黄米）；终之气，间谷宜稷。这些是人体精气的来源，应多加食用。

《素问·六元正纪大论》："故岁宜以苦燥之温之，甚者发之泄之。不发不泄，则湿气外溢，肉溃皮拆而水血交流。"针对乙未年寒湿之气很盛的情况，就用苦药去燥湿，温药去祛寒，很严重的话就发散、发泄同用，如果不发泄，就会出现皮肤溃烂，出血诸多症状。接下来，"必赞其阳火，令御甚寒，从气异同，少多其判也，同寒者以热化，同湿者以

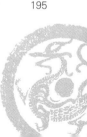

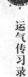

燥化，异者少之，同者多之，用凉远凉，用寒远寒，用温远温，用热远热，食宜同法"，就是说应多注意扶阳，这样方可御寒，用药要多注意，按照运气的特点来使用药，寒气重则多用热药，湿气重则多用燥湿之药，与运气不匹配的药少用，同气的多用。在寒凉之候少用寒凉，遇温热之气少用温热之药，饮食也应该按照相同的方法来指导。"假者反之，此其道也，反是者病也"，如果出现假寒、假热，就应该反其道而行之，如果不按照这些来用药和饮食就容易得病。

二、丙申年五运六气浅解

2015 年的江南，雨水太多，农民饱受其苦，庄稼因为阳光太少，长不好；远在北国的华北地区，由于寒湿之气太盛，近来因心肾阳虚而出现一些奇怪的疾病，这些不可不说与五运六气有关，下面就结合《黄帝内经》七篇大论中有关运气的内容，剖析 2016 年（丙申年）所应注意哪些问题。丙申年五运排序，采用的传统排法，以资比对。但是笔者根据临床经验，一般还是倾向于第二章中所述的方法。

1. 五运特点

丙申岁，在天干为丙，丙辛化水，水太过。根据太少相生原则，在五运上主运顺序是太角、少徵、太宫、少商、太羽；客运则是太羽、太角、少徵、太宫、少商。这是什么意思呢？

主运为木太过，则春天来得早，草木繁荣过甚，2016年春天草木只长苗，开花结果就差一点了，所以对于农民来说，在 2016 年施肥方面可以适当增加一些有助于结果的化肥，而含氮量高的肥料少施一点；外加客运太羽，水太过，所以整个水木太过，草木疯长。《素问·四气调神大论》说"春三月，此谓发陈，天地俱生……此春气之应，养生之道也。逆之则伤肝，夏为寒变，奉长者少"，在中医看来，不管是太过还是不及，其实都是"逆之则伤肝"。2016年的木太旺，所以肝气实的人需要多加注意，这个时期很容易出现木太过引起的疾病，比如左关脉浮滑等症状，在辨证施治之中可以参考柴胡剂的使用。

从立春开始计算，过72.5天，本应该是夏天的气候了，因为主运火不及，所以2016年的夏天会相对短一些，虽然立夏了（至而不至，是为不及；不至而至，是为太过），但还是春天的气息。因为春天太长，夏天太短，对于寒性疾病，"冬病夏治"的机会就少多了。

长夏来临，主运太宫，客运少徵，主客运加临，湿热之气旺盛，所以长夏会很闷热，长夏属于生长化收藏中的"化"，也就是说，作物从春天的疯长，夏天的萎靡，开花结果过程比较艰难，但是"化"的过程比较长久，所以果实会相对小一些，但是浓缩的都是精华，2016年的果子都会味美而小巧。湿热之气太盛，再加北京地区尘雾严重，2016年长夏估计是湿疹的高发期了，有湿疹经历的朋友，要事先做好准备，备战一个长夏。

到了秋天，主运少商加临客运太宫，土金不足，所以气喘的人就会比较难过了，再加肃杀之气没那么旺盛，所以树上的果子可以比较长时间地在树上吊着。春天长了，秋天就相对短一些。

冬天来了，2016年的冬天将与2015年的冬天相似，雨水成为南方的主角。主运太羽加临客运少商，肃杀之气很旺盛，水湿之气也很旺盛，于是一场冬雨一场冻，大家依然需要防寒。

关于水运太过之年的运气特点主要见于《素问》运气七篇，下面择要辑录并注解。

岁运之化，水运太过。纪曰流衍。是谓封藏，寒司物化，天地严凝。藏政以布，长令不扬，其化凛，其气坚，其政谧，其令流注，其动漂泄沃涌，其德凝惨寒雾，其变冰雪霜雹，其病胀。其化兼其所胜。故曰：岁水太过，寒气流行。大雨时至，埃雾朦郁，则邪害心火。民病身热烦心燥悸，阴厥，上下中寒，谵妄，心痛。甚则腹大胫肿，喘咳。寝汗出憎风。诊在手神门之脉。其法治以咸温。

2016年中运是水运太过，在五纪叫流衍，在气化的趋势上来说是封藏，寒气作为主要的因素，天寒地冻，天以藏为令，"生长化收藏"之长令则不能得到很好的施展，一派寒冷之气，因水湿太过，动不动就是水木漂洋，容易因脾阳虚水湿不化而产生胀病。因为寒气太重，心火不能很好地长养，因寒生热，所以人们容易出现心悸、手足冰冷，厥逆不通，或者心痛，甚至出现水肿等情况。有时出现畏寒、自汗盗汗。如何诊断此证？诊神门脉即可。一般来说，心气旺之人，神门脉比较洪大，而心气虚者则神门涩弱，轻扣手少阴心经所经过的部位，患者也容易出现酸麻胀感，如果心气旺则感应强烈，如果心气不旺则反应弱。治疗寒气太甚引起的疾病以温补，咸味为主。

2. 六气情况

少阳相火司天，厥阴风木在泉（2016年的司天在泉特色）。中见太羽水运（五运以水太过为主要特点），岁水太过。气化运行先天（气化运行，可以理解为水太过，则"不至而至"，未到冬天，却有了冬天的气息）。

相火在上，左阳明，右太阴，故天气正而其政严。厥阴在下，左少阴，右太阳，故地气扰而其令扰。

以上乃专业术语，司天在泉已定，相火在天，火不能大行其道，好比君王有所限制，不能恣睢所为，所以"其政严"，而厥阴风木在地，风气大行其道，所以地面倒是有纷扰之嫌。

风乃暴举，木偃沙飞，炎火乃流。阴行阳化，雨乃时应……风热参布，云物沸腾。太阴横流，寒乃时至，凉雨并起。

意即风大，树木连根拔起都有可能，但是之后来的才有"秋凉"，这是《诗经》所谓"七月流火，九月授衣"，炎火流过天空，气候才开始变得凉爽，这时再有阴霾来临，则有雨下，气候跟随着风、热，风起云涌，太阴在这里指的是水，水气来了，寒气自然就到了，雨水就下来了。

火木同德。上应荧惑、岁星。其谷丹苍。

正是因为主运木太过，火不足，火势需借木来生，木可以当作火来用，所以说"火木同德"，在天上则是与荧惑星、岁星相对应，木太过、火不足，2016 年适宜的谷物有两色，或丹或苍。

火化二，寒化六，风化八。所谓正化日也。

天一生水，地二生火，天三生木，地四生金。地六成水，天七成火，地八成木，天九成金，天五生土。天地间万事万物，有生有成，天生之，地成之，火不足，多用二化火以生之。寒水、风木太过，故多成之。这就是所谓的"正"。

羽虫静，毛虫育，是谓岁物之宜。倮虫耗，清毒不生，是皆地气所制。民病寒热。疟泄聋瞑。呕吐上怫。肿色变。

天地间，羽虫静，如鸡鸭等禽类会比较安静，平静处世。但是有毛的，如猪狗猫之类的则获得了繁殖的好机会，这也是2016年适合饲养的动物了。但是，裸虫就不好了（人算裸虫），因为厥阴风木在泉，疏泄太过，所以清毒不生。上有相火，下有风木，寒热往来之病估计要多发了，在辨证施治方面，大家可多关注《伤寒论》所谓的少阳病。

丙申岁半之前，少阳相火主之。若火淫胜，则温气流行，金政不平。民病头痛，发热恶寒而疟。热上皮肤痛，色变黄赤，传而为水，身面胕肿，腹满仰息，泄注赤白，疮疡，咳唾血，烦心胸中热，甚则鼽衄。病本于肺，诊在手天府之脉。其法平以咸冷，佐以苦甘，以酸收之，以苦发之，以咸复之。

2016年前半年，少阳相火主令，如果火太过了，则气候变暖，金收敛之正不能实行，多发头痛，发热恶寒的感冒，寒热往来的疾病。皮肤不适，皮肤变黄变红，再变化为风水皮水之类的水湿病；身面肿，腹部胀满，气喘。或者得里急后重的痢疾，疮疡，心中烦热，这倒有点像现代的乙肝。甚至有的出鼻血，病的根本在于肺气虚，针刺天府穴可以有所反应。一般这种情况天府穴附近会有痛点，大家也可以适当地做一些按摩保健，开通肺经经脉。因火为相火，所

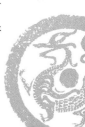

以不用苦寒，而是用咸寒之药。

丙申岁半之后，厥阴风木主之。若风淫于内，则地气不明，平野昧。草乃早秀，民病洒洒振寒，善伸数欠，心痛支满，两胁里急，饮食不下，膈咽不通，食则呕，腹胀善噫。得后与气，则快然如衰。身体皆重。其法治以辛凉，佐以苦甘，以甘缓之，以辛散之。

2016 年的后半年是厥阴风木主令，风木有疏泄之性，善行而数变，地气不明，草木早秀，就是开花比较早，民病内寒之证，喜欢打哈欠，胸胁支满，出现肝脾不和的情况。食东西之后就会想呕，心下痞硬，喜欢打嗝（浅表性胃炎症状明显），在中医辨证则有点像心下痞证，可以考虑几种泻心汤，如半夏泻心汤，辛开苦降都有。

3. 2016 年运气综述

丙申岁初之气（自乙未年大寒日寅初，至是岁春分日子初，凡六十日八十七刻半。主位太角木，客气少阴火，中见水运。木火相加，水运承之）。地气迁，风胜乃摇，寒乃去，候乃大温，草木早荣。寒来不杀，温病乃起。其病气怫于上，血溢目赤，咳逆头痛，血伤胁满，肤腠中疮（宜治少阴之客，以咸补之，以甘泻之，以酸收之）。岁谷宜丹，间谷宜豆。

初之气，也就是 2016 年的大寒日开始的 60 天，主运是木太过，主气为厥阴风木，又有客气少阴君火，木火相互叠加，地气随着天气转移，风气太盛，病肝风内动之病，如帕金森症之类的"诸风掉眩"之疾。风大则水湿之气消失殆尽，然后气候大暖，草木都提早发芽，寒气来了也不会有所损坏，年初将有温病触发，主要表现在上焦热甚，如咳嗽（此种咳嗽应该是《黄帝内经》所谓肝咳，可能出现青色的痰）、头痛，七窍容易出血，胸胁满，发疮疡。"宜治少阴之客"，何为主，何为客？常住人口为主人，非常住人口为客人，出现上述症状的主要原因就是少阴客气为怪，故而只需要泄少阴之火气即可，咸入肾，能软坚，可以泄少阴之客热，所以芒硝、牡蛎之类的咸味药可以作为治疗疾病可选之药，用甘味之药补土，土旺则泻火，所谓以甘泄之。稍加酸收之药，整年宜食用红色谷物，在初之气阶段宜食用豆类。

丙申岁二之气（自春分日子正，至小满日戌正，凡六十日有奇。主位少徵火，主气少阴君火，客气太阴土，中见水运。土胜水，火反郁）。白埃四起，云趋雨府，风不胜湿，雨乃零，民乃康。其病热郁于上，咳呕吐。疮发于中，胸嗌不利。头痛身热，昏愦脓疮（宜治太阴之客。以甘补之，以苦泻之，以甘缓之）。岁谷宜丹，间谷宜麻。

二之气，从春分子时开始，到小满日的戌时，主运是火，不及，主气是火，客气是土，此时尘雾四起，云结聚于天空，风少不能散湿气，所以小雨不断，人民基本上还是比较健康。持续初之气的发病特点，咳嗽，呕吐，但是疮疡在心腹，比较厉害；咽喉不利，所以患咽喉炎可能性很高；头痛发热，脓疮容易，火郁则不能发，湿热又甚，如此则疮疡难痊愈，在治疗上可以考虑升麻、柴胡、黄芪之类的，以"火郁发之"作为主要对治之法。也可以从另外一个方面考虑，那就是除太阴之客湿，用苦味的药燥湿，去热，用甘味的药补土健脾胃。

丙申岁三之气（自小满日亥初，至大暑日酉初。凡六十

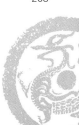

日有奇，客气少阳火，中见水运。火居其位，水运承之）。天政布。炎暑至，少阳临上。雨乃涯，民病热中，聋瞑血溢。脓疮咳呕，鼽衄渴嚏欠。喉痹目赤，善暴死（宜调少阳之客，以咸补之，以甘泻之，以咸软之）。岁谷宜丹，间谷宜豆。

到了三之气，还是水运太过，主气太阴湿土，客气少阳相火，炎暑到来，又有水湿之气很重，雨水大至，到处形成洼地，多生心胸腹湿热重之疾病，主要还是出现少阳的症状，也会出血，发疮疡，出鼻血。湿热太盛，很多传染性疾病可能要横行了，会有"暴死"的情况发生（有点像现在的肝炎，可多留意），宜调少阳，作为最好的治疗，临床上可考虑少阳病篇的诸多方药。

丙申岁四之气（自大暑日酉正，至秋分日未正，凡六十日有奇，客气阳明金，中见水运，土生金）。凉乃至，炎暑间化，白露降，民气和平，其病满身重（宜治阳明之客。以酸补之，以辛泻之，以苦泄之）。岁谷宜苍，间谷宜黍。

到了大暑日，此时主运为土太过，客气是阳明金，主气是少阳相火，又有水运太过在中主事，天气开始变凉，炎暑消失，白露开始下降，但是客运是金不足，所以秋天来得晚，走得早，主要的病就是水湿太重的身满身重。治疗可取阳明燥金为治，可以考虑李东垣的清燥汤之类方。

丙申岁五之气（自秋分日申初，至小雪日午初，凡六十日有奇，主位少商金，客气太阳水，中见水运，水金相和。又气与运同，岁之司气，是为玄化，时令至此）。阳乃去，寒乃来，雨乃降，气门乃闭。刚木早凋，民避寒邪，君子周密（宜治太阳之客。以苦补之，以咸泻之，以苦坚之，以辛润之）。岁谷宜苍，间谷宜稷。是气也，用寒远寒，无犯司气之寒。

五之气，跨越秋冬两季，主运有金不足和水太过，冬天来得早，外加客气太阳寒水，两重寒水，所以"是为玄化"，天地之间一股寒冷之气，阳气潜藏，寒气至，雨水太过太多，人的"气门"闭塞，乔木之类的长青树都会出现凋谢的现象，聪明之人知道周密保暖，无犯寒邪。主要的治疗还是以辛苦之药温补为主，稍加咸味的药泄邪气，用寒药需要慎重考虑，如果确实是实证、热证则用寒凉之品，如果不是则三思而后行。

丙申岁终之气（自小雪日午正，至大寒日辰正，凡六十日有奇。主位太羽水，客气厥阴木，中见水运，水生木，地气正）。风乃至，万物反生。雾霭以行，其病关闭不禁，心痛，阳气不藏而咳（其法宜治厥阴之客，以辛补之。以酸泻之，以甘缓之）。岁谷宜苍，间谷宜稻。此六气之化也。岁气火木同德。其气专，其化淳。胜气自微，而况圣人遇之，和而不争也。

2016年终之气，从小雪日中午开始，到大寒日辰时，主运是太羽水，冬天的气息很重，主气是太阳寒水，客气是厥阴风木，风吹水散，风大又冷，风至，万物反生。天气阴蒙大行，阳气被扼郁，出现心脏不适症状，因阳虚而出现咳嗽症状。宜多吃稻米。这是2016年六气的变化，在运则是木与火同德，发挥大作用，六气变化比较少，运与气之间能相互生化，不会有太多的不可调和的矛盾，所谓的"和而不争"也。

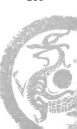

三、丁酉年五运六气浅解

　　2016 年冬的咳嗽让不少人不明就里，其实很多人按照常规治疗效果都不好，这并不是辨证论治效果不行，而是当时有一个时令在，所以治疗疾病应该顺着这个节气来，当时的节气是从小雪开始的，运气条件是太阳寒水主气，厥阴风木客气，运是水运太过，所以整个问题的核心就在于寒气太甚，内有风鼓噪。针对这种疾病最好的方法就是温。不过到了大寒，这个问题就不存在了，疾病慢慢就好了，如果没有治好，估计到了来年就会变成水肿，所以一定要注意。

　　中医用运气分析疾病就是这么神奇，而且看似很不讲理。举一个例子，2016 年我经常喜欢用茯苓黄连汤，很多疾病用辨证论治的方法效果不好，我就上茯苓黄连汤，总是能够收到意想之外的效果，虽然我以前也写过这方面的文章，但还是没有彻底地解释清楚其中的奥妙。因为这里面关乎最深奥的阴阳五行理论。现在，我们对阴阳五行的运用基本停留在解释疾病的水准，包括教科书都是这样，很少有能够运用五运六气，或者阴阳五行指导治病的，特别是严格按照阴阳五行的相互关系来运用。笔者在家乡遇见了一个更年期综合征患者，试过很多方都没什么好的效果，基本上可以说是绝望了，于是最后我给她开了一剂茯苓黄连汤，用了十天左右，居然出现了各种状况的好转，按照现代的中医理论根本就是不可相信的，但是这件事真的令人出乎意料。

接下来，我们继续分析丁酉年的五运六气，本次按照日程的顺序先后分割开来，以便于以后大家对照着用方，对照着养生。

首先是五运，丁酉年是丁壬化木，所以中运为木不及，由木不及就可以推出主运的各个时间段的五运的太过与不及。

主运：

少角——太徵——少宫——太商——少羽。

客运：

少角——太徵——少宫——太商——少羽。

其次是六气。

主气：

厥阴风木——少阴君火——太阴湿土——少阳相火——阳明燥金——太阳寒水。

客气：

太阴湿土——少阳相火——阳明燥金——太阳寒水——厥阴风木——少阴君火。

由于丁酉年中运是木运不及，所以很多针对木不及的疾病都会发生，生发之气不足，所以可能造成几种结果：一是

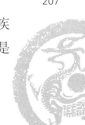

金气太过，木不及则金来克木，出现由肺及肝的疾病；二是土气反辱木，造成了中焦疏泄不开，拥堵成灾；三是水不及，没办法来生木，也就是肾虚造成肝气不足；四是火太过，盗泄木气，出现很多心病及肝的情况。

在《素问》运气七篇中对木不及的年份运气特点有很多描述，下面摘要辑录并注解。

岁运之化，木不及，纪曰委和。

委和之纪，是谓胜生，生气不政，化气乃扬，长气自平，收令乃早。凉雨时降，风云并兴，草木晚荣。苍干凋落，物秀而实，肤肉内充。其气敛，其用聚，其动软戾拘缓。其发惊骇，其化兼所不胜，春有鸣条和畅之化，则秋有雾露清凉之政。冬有惨凄残贼之胜，则夏有炎暑燔烁之复。其眚东，其藏肝，其病内舍胠胁，外在关节。

在《黄帝内经》中很有意思，总体来说丁年都是"生气不政，化气乃扬，长气自平，收令乃早"，因为生气不足，所以草木的生长时间比较短，长苗较少，但是夏季长养的季节，还有秋季收获的季节都是太过的，所以有"物秀而实，肤肉内充"，因为木不足，所以容易出现受惊吓的情况。对应于人体，因为2017年第一个运是木不及，而且客气还有阳明燥金来克木，所以最容易出现问题的就是肝，肝的疏泄功能会出现问题。

木不及，导致金太过，所以主要矛盾就是金木之间的矛盾，金克木导致木的疏泄功能发挥不出来。有很多种方法可以治疗这种情况，可以补肝，也可以补肾，也可以肝肾同补。因为肝不足，2017年很有可能出现比较多的阳痿早泄，特别是男性病人，需要加以注意。

刚好2017年是木年，人为裸虫，属土，木又克土，人比较容易生病，生殖方面也会出现裸虫耗的情况，所以建议大家多关注男性、女性生殖健康，可以提早补肾，补肝，建议常备五子衍宗丸。

2017年客气阳明燥金司天，少阴君火在泉，所以将会是一个燥热的年份，2016年有水灾，2017年估计就要防火灾了，需格外注意。正是因为木不及，还有阳明燥金司天，所以肝木虚的人就很容易出现问题，要特别注意。

"凡此阳明司天之政，气化运行后天。天气急，地气明，阳专其令，炎暑大行，物燥以坚，淳风乃治"。

阳明司天的年辰，地气比天气后来，所以厥阴风木来得晚一些，天气急，燥热之气太甚，只有带有水气的风才可以化解。

"风燥横运，流于气交，多阳少阴，云趋雨府，湿化乃敷，燥极而泽"。

风与燥在气交相互作用，阳气旺，太过之后继而出现了大雨滂沱。

"其谷白丹，间谷命太者，其耗白甲品羽"，因为金太过，而土不足，所以稻谷在灌浆的时候没有那么饱满，而出现谷子偏白的情况，特别是干燥之后，因为不饱满的稻谷干燥之后就会泛白。

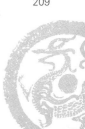

"金火合德，上应太白、荧惑。其政切，其令暴，蛰虫乃见，流水不冰"，司天在泉之间取得了平衡，所以说"金火合德"，少阴君火在泉，所以下半年会比较热，所以冬天蛰虫都不躲起来了，流水也不结冰了。

在这种情况下，"民病咳、嗌塞，寒热发，暴振栗癃闷，清先而劲，毛虫乃死，热后而暴，介虫乃殃"。少阴君火在泉，则会出现冬暖的异常气候，人容易咳嗽，患咽喉炎，还有就是疟疾病。毛虫在暖冬下很难生存，介虫（如金龟子这种虫子）也要受到摧残。

下面进入细致的日程：

从丙申年大寒日巳时起开始丁酉年五运六气，所以日程安排如下（顺序依次为主运、客运、主气、客气）：

2017 年 1 月 20 日—2017 年 3 月 20 日：少角、少角、厥阴风木、太阴湿土。

2017 年 3 月 20 日—2017 年 4 月 2 日：少角、少角、少阴君火、少阳相火。

2017 年 4 月 2 日—2017 年 5 月 21 日：太徵、太徵、少阴君火、少阳相火。

2017 年 5 月 21 日—2017 年 6 月 15 日：太徵、太徵、太阴湿土、阳明燥金。

2017 年 6 月 15 日—2017 年 7 月 22 日：少宫、少宫、太阴湿土、阳明燥金。

2017年7月22日—2017年8月30日：少宫、少宫、少阳相火、太阳寒水。

2017年8月30日—2017年9月23日：太商、太商、少阳相火、太阳寒水。

2017年9月23日—2017年11月11日：太商、太商、阳明燥金、厥阴风木。

2017年11月11日—2017年11月22日：少羽、少羽、阳明燥金、厥阴风木。

2017年11月22日—2018年1月20日：少羽、少羽、太阳寒水、少阴君火。

第一个时间段就是从大寒开始，2017年1月20日—2017年3月20日这段时间的主运、客运、主气、客气分别是少角、少角、厥阴风木、太阴湿土，对应的六气则是"初之气，地气迁，阴始凝，气始肃，水乃冰，寒雨化。其病中热胀、面目浮肿，善眠，鼽衄、嚏、欠、呕，小便黄赤，甚则淋"。开始是厥阴风木主事，且有客气为太阴湿土，司天是阳明燥金，所以会因肝问题而出现胀满、腹胀，生气不足，导致金克木太过，很有可能出现黄疸之类的湿气疾病，或者因疏泄功能产生的尿路感染等。

2017年3月20日—2017年4月2日：少角、少角、少阴君火、少阳相火。

20日以前时间会出现倒春寒的现象，因为木不及，所以春天会生气不足，而初之气客气为太阴湿土，这个时候就

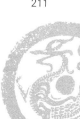

很容易出现三月份的倒春寒，20 日以后主要的疾病在前面的基础上有所差别，因为"二之气，阳乃布、民乃舒，物乃生荣。厉大至，民善暴死"，这个时候出现寒冷气候，就会出现流行性感冒，古人认为是"厉大至"，所以这个时候要准备一些治疗因寒气重造成的感冒。这种因寒水引起的疾病有阳气不疏布的情形，所以升麻、柴胡之类的升阳之药大有用处。

2017 年 4 月 2 日—2017 年 5 月 21 日：太徵、太徵、少阴君火、少阳相火。

在寒冷过后，4 月 2 日左右，就进入了火运太过的时间，这个时候会出现热太甚，寒与热之间的交替估计就在 4 月 2 日左右，所以感冒的发生也应该在这段时间。这个时候就出现了春天大热，春温盛行，需要注意。太热时出现的感冒就会有点像风热感冒，但是此时有火太过，还有前期留下的木不及的病因，所以这段时间的感冒以高热为主，可以考虑葛根汤，既可以升阳，又可以除热。

2017 年 5 月 21 日—2017 年 6 月 15 日：太徵、太徵、太阴湿土、阳明燥金。

这个时候进入了最热的时候，火运太过，还有燥气司天，所以会非常热，本来"三之气，天政布，凉乃行，燥热交合，燥极而泽，民病寒热"，这个时候可能出现旱灾，有燥金，又有火运太过，加上春天伤于寒，所以这个时节传染病估计会很强，且有高热、呕吐等特点。这个时候的疾病就有很多火热之象，所以可以考虑三黄泻心汤、黄连解毒汤之类的运用。

2017 年 6 月 15 日—2017 年 7 月 22 日：少宫、少宫、太阴湿土、阳明燥金。

前面所讲的情况到了 6 月 15 日就会有所减缓，因为这个时候的主运变成了土不及，湿气不重，会出现干燥的情况。这个时候气候比较平和，不需要注意太多。

2017 年 7 月 22 日—2017 年 8 月 30 日：少宫、少宫、少阳相火、太阳寒水。

到了 7 月 22 日，已经出现了相火，湿气相临，"四之气，寒雨降，病暴仆、振栗谵妄，少气嗌干引饮，及为心痛、痈肿、疮疡、疟寒之疾，骨痿血便"，这个时候也是湿热之气很盛，所以要考虑治疗湿热病，如出现咽喉干燥，出现口渴，出现中暑等情形，对于身体火热之气很旺盛的人来说还需要注意疮疡、疟疾之类的疾病。黄芪补气，白虎汤去湿热，藿香正气水之类的可以派上用场。

2017 年 8 月 30 日—2017 年 9 月 23 日：太商、太商、少阳相火、太阳寒水。

到了第四个运，主要是金太过，又有暑湿、寒水在一起，此时应该会出现天气转凉，没有那么热，这时候最需要注意金克木，造成肝脏不适，出现腹痛腹泻、痢疾等疾病，因为 2017 年中运又是木不及，所以金克木的情况应该会很明显。

2017 年 9 月 23 日—2017 年 11 月 11 日：太商、太商、

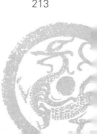

阳明燥金、厥阴风木。

前面所说的金克木的情况会在立秋之后加重，肝木与金之间不和，最明显的就是大肠与肝之间的不和，这时候出现腹泻、腹痛、痢疾会很明显，所以立秋之后我们要特别注意防治痢疾，主要用的药物可以是黄连素、复方黄连素、乌梅丸等治疗痢疾之药。

2017 年 11 月 11 日—2017 年 11 月 22 日：少羽、少羽、阳明燥金、厥阴风木。

到了立冬时节，天气会比较平和，因为燥金可以生水，而水又不及，偏性没那么大，疾病自然也就少了。

2017 年 11 月 22 日—2018 年 1 月 20 日：少羽、少羽、太阳寒水、少阴君火。

在最后的两个月里，因为水运不及，还有少阴君火在，就会出现"终之气，阳气布，候反温，蛰虫来见，流水不冰，民乃康平，其病温"，此时气候比较温暖，蛰虫不藏起来，这个冬天就会是暖冬。所患感冒也会趋向于肾虚型，所以在最后一个季节要注重保护好肾气，如果不保护好，来年就难受了。

四、戊戌年五运六气详解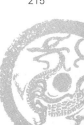

　　中国自古以来就有贞元之说，按常理，一个周期的开始必定是元亨利贞的元，但是很多时候我们可以用贞作为开始，叫作贞元亨利，这样有什么好处？因为中国讲求的是规律，当以元为开始的时候，则只能预测亨利贞的发展趋势，而当以贞为起点，则可以很好地预测元的基本情况。

　　一年之计在于春，本来当以春天作为这个年度的开端。但是，这样往往什么事情都是重新开始，往往会使人手忙脚乱。如果能够预测到每年春天的气候，或者说立春前后的气候，那么就可以很好地指导人生健康规划。在我们的习俗之中，一年之计"立春"最大，立春的好坏往往决定一年的运势。春天的播种没有做好，很多后来的生长化收藏都无法实现，所以了解一个事情的开头，非常重要。

　　2017 年冬天的气候，很多时候可以在五运六气预测的过程中辅助我们判断来年年初的气候特点，这就是贞元的作用。比如 2017 年冬天是暖冬，那么春天就会或多或少地出现倒春寒了。这就是五运六气中最为重要的法则，太少相生。通过比较往年气候，也可以增加对后来年份五运六气预测的准确性，所以预测并不是一个简单的事，而是要综合考虑前因后果等诸多因素。

有些人认为，五运六气的预测准确度只有70%，真的吗？

现在市面上流行的对五运六气的认识，有两大观点：一是五运六气是古代的知识，对于现代没有预测作用。当然，持这种观点的人一般都是在没有学过五运六气，不会用五运六气指导实践的情况下做出的。另外一种，则是承认五运六气的预测作用，但是认为现代气候环境发生了翻天覆地的变化，需要在古人观察数据的基础上加以修正，所以认为五运六气不能预测准确，有的认为可以预测60%，有的认为可以预测70%，但是事实上是不是如此呢？

要回答上面的问题，首先要搞明白气候变化如何影响具体预测结果。

其实，预测也要分阶段。

关注庆余阁的诸君都知道，庆余阁每年12月份，都会给大家奉上一篇第二年的五运六气预测养生文章，这篇文章一般都可以作为后面整个一年的养生大方向的指导。但是如果大家仔细关注的话，会发现在每个节气，庆余阁又会出台一些小文章，对于一个节气的疾病和运气做一些细致的解读。

这两者之间往往会出现一些误差，比如开年的第一篇给大家的预测是大而化之的，但是具体到每一个节气，就会比较详细地描述相对应的节气中人生病的规律以及治病的方式方法。

其实，五运六气给人的是一个大的模型，在这个框架下，根据每个节气表现出来的气候特点，可以稍微做一些修饰。这个并不是五运六气这个模型的问题，而是人的问题。如果按照五运六气模型，认为人只需要这个模型就可以精准地预测气候，这种思想是错误的。

况且，诗无达诂，易无达占。

五运六气其实只是中华文化的一个组成部分，其根源于《易经》，面对的是一个"不确定性"决策。自古以来，中国文化所代表的对天地的认识都有一个观点，"易无达占"，也就是说《周易》的占卜是没有标准答案的，这个时候就可以考验一个人是否有悟性。基本的程式在那里，但是如何诠释，这就看占卜的人的功力了。五运六气是古代的律法，是基本根据，而具体如何运用，最重要的是"释法"，也就是说关键看人如何解释这个律法。

如果一个人没有学习五运六气，如何预测气候？其实，只需要掌握太过不及之理，就可以很好地把握天地之道。为了使文章的可读性增强，这次我就完全通过演绎的方法来解释 2018 年的五运六气，适当参考《黄帝内经》五运六气的内容。因为《黄帝内经》中关于五运六气的内容是将五运与六气分开之后，作为两个系统来设计的，所以很多时候我们看到的现象只是《黄帝内经》记载的一部分，而不是全部。

1. 2018 年中运

2018 年是戊戌年，按照五运六气的预测，五运之中，是火太过，这是最主要的中运，也是大运，这个火太过会影响整个一年的气候。

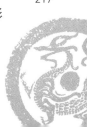

火太过，说白了就是夏天会非常热，这个我们必须首先明白，提早有所准备。大家都知道，2017 年的春天是非常明显的倒春寒，因为 2017 年是木不及，所以中运的表现，最明显的就是对应的季节。正是因为有了大运，或者说中运，我们才能确定这一年的主运具体如何。

很多人预测五运六气，不看主运，只看六气，这也是导致预测不准的根本原因。因为《黄帝内经》中并没有主客运结合的特点描述，只有主客气的特点描述，所以很多人只能根据《黄帝内经》现有文字加以扩展，很多时候就会大打折扣了。

2. 2018 年主客运

2018 年的主运主要根据中运预测，火太过，自然就可以很好地预测其他五运的太过不及了。

2018 年的客运其实就是以火太过作为开头，连接着后面的几个运：

主客运结合起来，就是 2018 年主要气候特点了。

主运：木不及——火太过——土不及——金太过——水不及。

客运：火太过——土不及——金太过——水不及——木不及。

所谓的主运，就是主要的气候特点，所谓的客运，就是在整个节气之中，会出现为数不多的几天异常气候。比如，春天是木不及，所以春天冷是主要气候特点，但是中间会有那么几天非常热，也就是火太过；夏天是比较热的，但是因为有土不及的客运，所以夏天也会有那么几天风多，干燥，这种情况下就可以稍微缓解一下炎炎夏日对人的肆虐了；到了长夏季节，因为土不及，也就是湿气不重，而又有金太过的客运，将会出现极其干燥的一段时间，而这个时候又有火太过的中运，所以有些地方可能会出现火灾；到了冬天，还是水不及，就会出现冬天不冷，而客运是木太过，这时就会出现冬天草木发芽了。

3. 2018 年司天在泉

每年的主气都是一样的，即从厥阴风木开始，一直到太阳寒水，最主要的就是看客气如何。但是在看客气如何的时候，首要的就是要明白司天在泉，戊戌年是太阳寒水司天和太阴湿土在泉。

太阳寒水司天，也就是这一年总体就会出现比较寒的情况，但是中运又是火太过，所以在这个时候就必须参照中运综合考虑。在泉是太阴湿土，所以太阴湿土要作为一个重点内容加以检测。

4. 2018 年主客气结合

因为太阴湿土为在泉，以太阴湿土为开端，三阴生一阳，所以初之气为少阳，少阳生阳明，阳明生太阳，太阳生厥阴，厥阴生少阴，少阴生太阴。

主气：厥阴风木——少阴君火——少阳相火——太阴湿土——阳明燥金——太阳寒水。

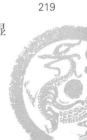

客气：少阳相火——阳明燥金——太阳寒水——厥阴风木——少阴君火——太阴湿土。

另外有一种推算法：

主气：厥阴风木——少阴君火——太阴湿土——少阳相火——阳明燥金——太阳寒水。

客气：少阳相火——阳明燥金——太阳寒水——厥阴风木——少阴君火——太阴湿土。

前者为传统六气排法，后者为笔者根据临证经验修改，根据笔者的观察，两者都有预测准确的地方，但是笔者取第二种推算法。

5. 2018 年主要矛盾

火太过，金也太过，火克金太过，这是整年的大矛盾，以此决定了 2018 年的高发病种。

一是疟疾，也就是寒热往来，屠呦呦教授发现的青蒿素之类的药物又可以派上用场了。

二是气短，很多人因为肺气虚，出现气短的情形，稍微一运动就上气不接下气。

三是咳喘，因为火刑金，所以咳嗽、气喘在所难免，而且这些气喘都是热性的。

四是上窍出血，比如流鼻血，眼睛、耳朵出血，等等，典型的相火上炎证。

五是痢疾，很多人会出现大便带血的情况，也就是说湿热之气不但在上焦，下焦也有。

六是腹泻，这种腹泻主要是因为湿热之气严重导致的，止泻的最好方法也是清热泻火，可以用以黄连为主的方剂。

七是咽喉炎，很多咽喉有问题的人，在 2018 年会特别加重，所以提前准备一些药物预防非常必要。

八是浸淫疮，如湿疹、青春痘、各种皮肤病、全身性的皮肤病，对这种疾病一般也是按照湿热进行治疗，重点考虑含有黄连、白术的方剂。

对这些疾病都可以用平时保肺阴的方式加以预防，所以可以考虑麦门冬汤作为整年的预防方药。

另外，太阳寒水司天，太阴湿土在泉，所以整年寒湿很重，寒湿在一起，再加一个风，则变成了风寒湿，就是痹症了，所以四肢疾病会增加。这个也是 2018 年必须着重考虑的。

6. 戊戌年养生细则

下面按照整年不同时间段主运、客运、主气、客气的顺序排出戊戌年运气特点，并加以分析。

2018 年 1 月 20 日 —2018 年 3 月 20 日：少角、太徵、厥阴风木、少阳相火。

2018 年 3 月 20 日 —2018 年 4 月 2 日：少角、太徵、少阴君火、阳明燥金。

2018 年 4 月 2 日 —2018 年 5 月 21 日：太徵、少宫、少

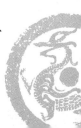

阴君火、阳明燥金。

2018 年 5 月 21 日—2018 年 6 月 15 日：太徵、少宫、太阴湿土、太阳寒水。

2018 年 6 月 15 日—2018 年 7 月 22 日：少宫、太商、太阴湿土、太阳寒水。

2018 年 7 月 22 日—2018 年 8 月 30 日：少宫、太商、少阳相火、厥阴风木。

2018 年 8 月 30 日—2018 年 9 月 23 日：太商、少羽、少阳相火、厥阴风木。

2018 年 9 月 23 日—2018 年 11 月 11 日：太商、少羽、阳明燥金、少阴君火。

2018 年 11 月 11 日—2018 年 11 月 22 日：少羽、少角、阳明燥金、少阴君火。

2018 年 11 月 22 日—2019 年 1 月 20 日：少羽、少角、太阳寒水、太阴湿土。

这个日期是大概的推算，或者有前后一两天的差别，大家可以参照二十四节气加以修正，下面详细说明。

2018 年 1 月 20 日—2018 年 3 月 20 日：少角、太徵、厥阴风木、少阳相火。

从大寒开始，由于主运是少角，也就是说升发的力量不够，于是很多人开始出现肝胆的问题了，所以从大寒开始有肝病的患者可能要难受了，这个情况刚好重复了 2017 年春天的疾病发生情形。比如很多人出现口苦、胸胁不适，最多的可能是起来漱口时会出现呕吐。但是因为客气、客运都是火，所以这个时候又有几天会出现大热，这正是疾病发生的最佳时机，所以大家一定要预防这个时候生病。如果生病了，很可能就是肝炎、胆囊炎、胆结石之类的，而且还有发热之类的可能，成为一种传染病。这个时候，常备的中药可以是人参败毒散（治疗感冒）、小柴胡颗粒（治疗早晨想呕吐，口苦咽干）。甚至，有些人因为一些事情会出现子时无法入睡，做事犹豫不决，这时也可以着重服用小柴胡颗粒。

此时，就必须考虑到发生传染病的可能，而且要以肝胆方面的传染病为预防重点。

2018年3月20日—2018年4月2日：少角、太徵、少阴君火、阳明燥金。

前文所说的天气突然大热，会在什么时候表现得最为明显呢？就在3月20日左右，这个时候主气变成了少阴君火，又有三重火，所以这时将会出现异常的热，很多热性疾病就会集中暴发。这个时候特别要注意的就是急性肝炎。因为有太阳寒水司天，还有火太过的中运，寒湿与火在一起，就变成了寒包火，很有可能出现气滞，出现疮疡。

这个时候，就要考虑火气被郁，出现中满腹泻等情形。

2018年4月2日—2018年5月21日：太徵、少宫、少阴君火、阳明燥金。

这种寒包火的情况到了夏天会集中暴发，因火太过，还有一重太阳寒水，此时人体的气机被郁结了，很多人出现了

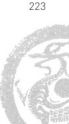

寒湿在体内，而且，火生土，土生金，金生水，貌似是火太过，因为有一个客气燥金，所以最后归结为寒水。这时候，很多因为寒水的问题就出现了，比如心脏病变得不是那么好处理。按照一般规律，夏天正是治疗寒湿疾病，包括心脏病的最佳时机，但是 2018 年的夏天，寒湿疾病变得并不那么好治疗。

火太过，克的最厉害的就是肺金，肺本来就是这一年的主要疾病暴发点，而到了夏天，血病、肺病、皮肤病将集中暴发。此时，因为火热太盛，又有寒水，寒包火的情况就凸显了。此时是火克金，最好的应对方法就是在脾胃上做文章。到时候治疗肺病，补脾胃将是一个好的思路。所以这个时候，可以考虑李东垣的升阳散火汤，也可以考虑用朱砂安神丸直接将太过的心火泄了。

2018 年 5 月 21 日 —2018 年 6 月 15 日：太徵、少宫、太阴湿土、太阳寒水。

到了 5 月份，会出现一段时间湿气很重，也就是 5 月 21 日左右开始，这个时候的特点是寒湿，湿热同时来，很多湿气重的人开始难受了，特别是很多湿疹患者，这个时候开始暴发。而一些脾胃湿气重，大便经常溏泄的人，也开始难受。如果这时出现了感冒，则很多时候都要考虑加一些除湿的药，比如苍术之类的。

湿气那么厉害，如果是脾胃出现了胀满，那么可以考虑半夏泻心汤。如果是寒湿，则可以考虑平胃散加五苓散；如果是感冒或者其他疮疡，可以考虑五积散。在用药的时候，稍微加一点泻火的药。出现中暑之类的情况则可以用白虎汤。

2018年6月15日—2018年7月22日：少宫、太商、太阴湿土、太阳寒水。

季节到了6月中旬，这个时候湿热之气没那么明显了，就会时不时出现一些干燥，又会冷一些的时候。这个时候，主要考虑的还是脾胃问题，但是此时的脾胃问题已经从湿气变成了肝脾之间的矛盾，最好的方法是稍微用点温药，而不是简单地用除湿的药物。

2018年7月22日—2018年8月30日：少宫、太商、少阳相火、厥阴风木。

7月中下旬开始，主要问题还是土不及，这个时候是木来克土，所以会出现腹痛、腹泻的症状，而且此时还有相火，相火刑金，不但脾胃不好，还有肺不好的情形。结合当年多发的疾病是肺病、疮疡，还有心脏病，所以这个时节最多的可能是因为脾胃虚弱导致的心脏、肺气的不足，以内虚而外实为主要表现。

而且此时风湿相搏，很多风湿病开始有苗头，需要重点监控。

2018年8月30日—2018年9月23日：太商、少羽、少阳相火、厥阴风木。

秋天本来就干燥，客运还是水不及，所以表面上会出现干燥的现象。而六气，作为相对静止的气候，又会出现相火刑金，而且还有一重厥阴风木，此时就会出现气候多变，很多感冒，或者说流感就是在此种情况下发生的。

2018年9月23日—2018年11月11日：太商、少羽、

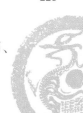

阳明燥金、少阴君火。

秋分之后，因为秋天的干燥加上了君火和水不及，所以2018年的秋天，会有秋老虎出现，此时农民的丰收将指日可待。但是，作为受不了热的人，这年的秋天将异常难过。

这个时候重点防护的对象就是气虚，要预防中暑情况发生。所以重点可以考虑用李东垣的清暑益气汤。

2018年11月11日—2018年11月22日：少羽、少角、阳明燥金、少阴君火。

到了冬天，水不及，自然就会有土克水，也就是肾脏的功能受到了抑制，本来2018年的主要疾病就是寒水和火太过导致的疮疡之类的疾病，到了冬天还有肾虚的可能，对很多肾病就需要重视了。

2018年11月22日—2019年1月20日：少羽、少角、太阳寒水、太阴湿土。

整个冬天，因为有太阳寒水、太阴湿土两个寒湿在，虽然中间还有一些风，但是始终不能驱散寒湿，所以2018年的冬天也会比较冷。少羽本来会使气候稍微暖和一些，奈何有太阴太阳两重寒湿呢？

2018年的冬天，注定要比往年来得更晚一些，但是并不影响它成为一个寒冬。心阳虚弱者，2018年冬天要多加小心。

当然，上述只是大体分析，具体情况还需要在来年的实际情况基础上加以纠正。